Arne Hoffmann
50 einfache Dinge, die Männer über Sex wissen sollten

PIPER

W0179084

Zu diesem Buch

Arne Hoffmann legt ein echtes Grundlagenwerk für Männer vor: Ob es darum geht, die eigenen Geschlechtsorgane fit zu halten, seine Partnerin mit einem Orgasmus zu beglücken oder abseits gewohnter Pfade erotische Befriedigung zu finden – dieses Buch lässt keine Frage offen. Hoffmann gibt zahlreiche Tipps und Ratschläge und behandelt auch heikle Themen wie männliche Unlust oder sexuelle Gewalt ebenso kenntnisreich wie einfühlsam.

Arne Hoffmann, geboren 1969, ist Medienwissenschaftler, Journalist und Buchautor. Hoffmann erhielt »in Würdigung seiner bahnbrechenden sozialwissenschaftlichen, ökonomischen und juristischen Analysen auf dem Gebiet der Gleichberechtigung der Geschlechter« als Erster den Belfort-Bax-Preis der Kellmann-Stiftung Humanismus und Aufklärung. Den Kampf gegen gesellschaftliche Tabus begreift er als politische Aufgabe.

Arne Hoffmann

50 EINFACHE DINGE, DIE MÄNNER ÜBER SEX WISSEN SOLLTEN

Piper München Zürich

Mehr über unsere Autoren und Bücher:
www.piper.de

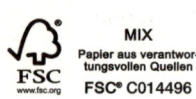

MIX
Papier aus verantwor-
tungsvollen Quellen
FSC® C014496

Ungekürzte Taschenbuchausgabe
Piper Verlag GmbH, München
Juli 2013
© 2011 Westend Verlag, Frankfurt/Main
Umschlaggestaltung: semper smile, München
Umschlagabbildung: David Mendelsohn
Typografie: Stefanie Silber Gestalten, www.silbergestalten.de
Satz: Publikations Atelier, Dreieich
Gesetzt aus der Charter
Papier: Munken Print von Arctic Paper Munkedals AB, Schweden
Druck und Bindung: GGP Media GmbH, Pößneck
Printed in Germany   ISBN 978-3-492-30348-4

Inhalt

Dann mach ich's mir halt alleine: Selbstbefriedigung 154

Verbreitete Irrtümer, Missverständnisse und Tabus 161

Probleme im Bett – und wie Mann sie behebt 188

Quellen und weiterführende Literatur 227

Vorwort

Männer denken nur mit ihrem Schwanz. Männer sind ständig geil. Testosteron macht Männer zu Gewalttätern. Alle Männer sind potentielle Vergewaltiger. Männer betrachten Frauen als Sexobjekte, das gehört sich nicht.

Aus solchen und vielen anderen Sprüchen wird klar: Die männliche Sexualität ist ordentlich unter Beschuss geraten in den letzten Jahrzehnten. »Männer schienen nichts anderes zu sein als geil, gewalttätig und impotent«, stellte der bekannte Sexualforscher Volkmar Sigusch dazu fest. Er spricht von einer »neosexuellen Revolution« seit den neunziger Jahren, die vor allem durch ein extrem abwertendes Männerbild gekennzeichnet sei und in der Sexualität fast nur noch im Zusammenhang mit Ausbeutung und Gewalt geschildert werde: Sexuelle Belästigung, Missbrauch, Sextourismus, gefühlsloser Cybersex, »frauenfeindliche« Pornographie und dergleichen mehr.

Diese Entwicklung ist aus mehreren Gründen verheerend. Einer davon: Sobald wir zum Beispiel das Klischee »Männer wollen ständig Sex« naiv für bare Münze nehmen, kommt sich jeder Mann, bei dem das nicht so ist, vor, als leide er unter einer schweren Störung. Tatsächlich wird die Zahl von Männern, die über Lustlosigkeit klagen, größer und größer. Ebenso wie vielen anderen Tabus ist auch diesem Thema in dem vorliegenden Buch ein eigenes Kapitel gewidmet. Ein anderer Grund dafür, warum man sich an das Herabsetzen von Männern und ihrer Sexualität nicht gewöhnen sollte, liegt darin, dass dadurch die Beziehung zwischen den Geschlechtern dauerhaft vergiftet wird.

Dieses Buch will dieser sehr unschönen Entwicklung entgegentreten. Seine Botschaft lautet: Jeder Mann hat das Recht, stolz und selbstbewusst zu sein, wenn es um seine Sexualität geht. Bei den allermeisten Männern ist sie von Natur aus gesund, und wenn sie sich entfalten kann, stellt sie vor allem eine Quelle der Freude dar. Ziel muss sein, gemeinsam mit Frauen einen Weg zu finden, der beide Geschlechter glücklich macht. Dabei haben auch Männer einen Anspruch darauf, ihre Wünsche und Abneigungen deutlich zu äußern. Damit das auf einem stabilen Fundament geschehen kann, wird dieses Buch zu den 50 wesentlichen Aspekten dieses Themas die notwendigen Informationen zur Verfügung stellen:

- Wie der männliche Körper funktioniert, warum das grundsätzlich gut und sinnvoll ist und wie man diese gesunde Funktion aufrechterhält.
- Wie man seiner Partnerin und sich selbst im Bett höchste Wonne verschaffen kann.
- Mit welchen Ideen man seine Sexualität bereichern und welche Seitenpfade man einschlagen kann.
- Welche Tabus und weit verbreiteten Missverständnisse es heute noch gibt, wenn es um Sexualität geht.
- Wie man sich am effektivsten helfen kann, wenn es doch einmal zu Problemen kommt. Dabei übergeht dieses Buch auch nicht heikle Themen wie Impotenz und sexuelle Gewalt, sieht sie aber nicht als Verdammnis des Mannes, sondern als Herausforderung, der sich bereits zahllose Männer erfolgreich gestellt haben.

In jedem einzelnen Kapitel möchte ich Ihnen nicht nur blasses Wissen vermitteln, sondern vor allem ganz konkrete Ratschläge. Doch zugegeben: Manchmal habe ich bei dieser Häufung von Tipps und Techniken auch ein schlechtes Gewissen. Ich möchte nicht, dass Sex zu einem weiteren Bereich verkommt, in dem es darum geht, Leistung zu erbringen und so »perfekt« wie möglich zu sein. Insofern lautet mein primärer Ratschlag, der alle anderen überbietet: Machen Sie sich klar, dass es beim Sex ums Vergnügen geht, darum, den anderen besser kennenzulernen und mit ihm Spaß zu haben. Sex ist auch kein Zuschauersport, und eigentlich müsste man Redewendungen wie »gut im Bett« verbieten. Insofern stellen all die auf den folgenden Seiten gesammelten Vorschläge auch keine Richtlinien dar und keine Punkte, die es abzuarbeiten gilt, sondern eine breite Palette von Vorschlägen, aus denen Sie auswählen sollten, welche zu Ihnen passen und Ihnen guttun.

Aber natürlich habe ich diese Ratschläge alle mit Bedacht danach ausgewählt, dass sie hilfreich für Sie sein sollten – Sie und die Frau, die Sie damit verwöhnen. Schließlich gibt es wenig, worüber sich Frauen mehr freuen als über einen selbstsicheren, sich selbst bewussten Partner, der weiß, was er tut. Insofern hoffe ich, dass dieses Buch nicht nur viele Männer, sondern auch viele Frauen glücklich machen wird. Denn für viele von uns Männern stellt das doch eine zentrale Aufgabe unseres Lebens dar.

Der männliche Körper: Quelle der Lust

Der Penis und wie er groß und kraftvoll bleibt

Der glatzköpfige Einsiedler, die Liebeslanze, das Zepter der Lust. Das Feuerrohr, der Wolkenkratzer, der Presslufthammer – mehr oder weniger poetische Umschreibungen für das männliche Glied gibt es in großer Zahl. Aber hier soll es zunächst um praktischere Fragen gehen.

Hauptsächlich besteht der Penis aus drei Schwellkörpern und dem Bindegewebe, die dafür sorgen, dass er sich groß und machtvoll emporrecken kann. Sie enthalten viele Hohlräume, die in schlaffem Zustand zusammengepresst sind, sich aber mit Blut füllen, sobald ein Mann erregt wird. In der Regel sorgt die hierbei entstehende Erektion dafür, dass der Mann fit für den Geschlechtsverkehr ist – aber nicht immer: So hat ein Mann ausgerechnet dann eine ganze Reihe von Erektionen, wenn er alles andere als einsatzbereit ist – nämlich nachts, wenn er schläft. Hier sorgt die regelmäßige Durchblutung seines besten Stücks lediglich dafür, dass es gesund und damit langfristig einsatzbereit bleibt.

Der Harn-Samen-Leiter sorgt dafür, dass Urin und Sperma durch Ihren Penis fließen können – aber niemals beides zusammen. Dafür sorgt ein kleines Ventil in Ihrem Penis. Weil es einige Zeit benötigt, um sich zurückzustellen, können Sie unmittelbar nach dem Geschlechtsverkehr nicht pinkeln. Über die

Harnröhre brauchen Sie eigentlich nur zu wissen, dass Sie keine Gegenstände einführen sollten, weil eine Infektion dort wirklich fies ist.

Die Vorhaut schützt die Eichel (also die obere Kuppe des Penis) und hält sie feucht und sensibel. Sie verfügt über die höchste Vielfalt und zugleich die größte Konzentration von Sinnesnerven, die der männliche Körper aufweist. Außerdem hilft sie, die Tiefe des Eindringens beim Sex zu regulieren, und ermöglicht ein sanftes Gleiten statt zu viel Reibung, die unangenehm werden könnte.

Am Eichelrand unter der Vorhaut sondern kleine Drüsen eine unangenehm riechende, käsige Substanz ab: das Smegma. Es sorgt dafür, dass die Vorhaut nicht an der Eichel festklebt und hält die Eichel glatt, weich und geschmeidig. Leider ist diese Stelle auch ein idealer Nährboden für Bakterien, weshalb Sie sie häufig waschen sollten (unbeschnittene Männer bei zurückgezogener Vorhaut). Am besten spült man sämtliche Falten, Rillen und Furchen mit klarem Wasser aus. Wenn Sie unbedingt Seife verwenden möchten, dann eine mit niedrigem ph-Wert, weil basische Seifen (mit höherem ph-Wert) an der empfindlichen Eichel Irritationen auslösen können. Trocknen Sie diese Zone nach dem Waschen gründlich ab, damit sich keine Pilze festsetzen.

Und schließlich verläuft an der Unterseite des Penis das Vorhautbändchen, das ebenfalls hochsensibel ist – weshalb man ihm bei erotischen Liebkosungen einige Aufmerksamkeit widmen sollte.

Damit Ihr bestes Stück so groß und kraftvoll bleibt, wie Sie es gerne hätten, sollten Sie einige Verhaltensregen beachten. Auf einem guten Weg sind Sie bereits, wenn Sie regelmäßig Sex genießen – und sei es durch Selbstbefriedigung: »Use it or lose it« heißt es im Englischen – und zwar völlig zu Recht. Ähnlich wie Ihr Herz benötigt auch Ihr Penis eine regelmäßige Versorgung mit frischem Blut. Gönnen Sie Ihrem Penis aber auch ab und zu mal eine Erholungsphase, um einer Überbelastung vorzubeugen.

Essen Sie penisfreundlicher: Nahrungsmittel, die die Vitamine A, C und E sowie Selen enthalten, putzen die Blutbahn durch. Dazu zählen frisches Obst und Gemüse, Vollkorn- und Sojaprodukte, Hülsenfrüchte sowie Fisch. Lassen Sie etwas öfter die Finger von Pommes frites, Fertiggerichten, Backwaren, Nuss-Nougat-Cremes und ganz generell fett- und salzreichen Speisen. Schöner Nebeneffekt: Mit dem leidigen Übergewicht reduzieren Sie auch Ihren überhängenden Bauch, der Ihren Penis kürzer erscheinen lässt (siehe auch Kapitel 47).

Regelmäßige Bewegung fördert den Blutkreislauf und stärkt damit Ihre Erektion. Nur beim Radfahren sollten Sie ein bisschen aufpassen: Solange Sie nicht länger als drei Stunden pro Woche im Sattel sitzen, wirkt diese Form von Sport einer Erektionsschwäche entgegen, aber ab sechs Stunden erhöht sich das Risiko. Achten Sie auf Alarmsignale wie ein anhaltendes Taubheitsgefühl im Genitalbereich.

Falls Sie rauchen, hören Sie auf damit – nicht nur, weil es einen schlechten Atem macht: Nikotin führt dazu, dass sich das Gewebe Ihres Penis zusammenzieht und sich die dortigen Blutgefäße verengen. Wer viel qualmt, kann deshalb schon im Alter von 30 Jahren unter ersten Erektionsstörungen leiden.

Und schließlich sollten Sie den folgenden Gefahren für Ihren Penis aus dem Weg gehen:

- Drücken Sie niemals Ihr bestes Stück gewaltsam herunter, wenn morgens die Blase drückt. Das ruiniert den Halteapparat Ihres Penis, und die Bänder, die für eine stabile Erektion nötig sind, leiern aus. Gehen Sie besser vor dem Zubettgehen auf Toilette.
- Achten Sie vor dem Verkehr darauf, dass Ihre Partnerin ausreichend feucht ist. Andernfalls kann zu starke Reibung bei

Ihnen beiden zu Schmerzen führen. Verwenden Sie notfalls ein Gleitmittel.

- Vermeiden Sie allzu wilde Wechsel Ihrer Stellung beim Sex. Wenn bei diesem Rumgeturne etwas schiefgeht, kann das in einem Penisbruch enden: Risse in den Schwellkörpern, die zu heftigen Schmerzen sowie Verfärbungen und gänzlich unerotischen Anschwellungen führen. Passiert es dennoch im Eifer des Gefechts, dann nichts wie in die Notaufnahme, um eine mögliche Impotenz zu vermeiden.

2 Testosteron: So werden Männer hart, aber fair

Das in den Hoden produzierte Sexualhormon Testosteron ist das bekannteste unter den Androgenen – griechisch für »Männermacher«. Das ist eine durchaus zutreffende Bezeichnung, wenn man sich anschaut, wie stark Testosteron dafür verantwortlich ist, was einen echten Kerl ausmacht: Noch im Mutterleib bildet es seine Geschlechtsorgane, in der Pubertät sorgt es für die Entstehung seiner Muskeln, seines Barts und seines gesamten Körperbaus. Vor kurzem haben italienische Forscher sogar herausgefunden, dass Testosteron das Schmerzempfinden dämpft – was erklärt, warum Männer, die im Schnitt zwanzigmal so viel von diesem Hormon aufweisen wie Frauen, viel mehr einstecken können. Und dass viele Frauen bei Männern schwach werden, die eine besonders tiefe Stimmfärbung aufweisen, lässt darauf schließen, dass sie mindestens unbewusst ahnen, wie viel Testosteron sich auch dahinter verbirgt. Eine gesunde Menge an Testosteron aufzuweisen, dürfte für einen Mann also durchaus von Vorteil sein.

Allerdings hatte dieses Sexualhormon in den letzten Jahren eine eher schlechte Presse. Immer wieder wurden und werden Männer als aggressiv, streitlustig und dauergeil dargestellt – wegen des ganzen Testosterons, versteht sich. Daran ist manches richtig und vieles falsch. Richtig ist, dass Testosteron jene Bereiche des männlichen Gehirns stärkt, die für sexuelles Verlangen zuständig sind. Viel Testosteron – auch wenn man es sich künstlich zuführt, wie es manche Sportler tun – bedeutet intensivere sexuelle Phantasien, häufigeren Geschlechtsverkehr und mehr Orgasmen. Falsch ist, dass Testosteron Männer aggressiv und risikofreudig macht. Mehrere Studien stellten das Gegenteil fest – zuletzt eine, die Ende 2009 im international wohl angesehensten Fachmagazin *Nature* veröffentlicht wurde. Ihr Ergebnis: Testosteron stärkt in Wirklichkeit die soziale Ader und führt zu einem ausgesprochen fairen Verhalten untereinander. Die an dieser Untersuchung beteiligten Forscher ließen insgesamt 120 Versuchspersonen über die Aufteilung eines realen Geldbetrags diskutieren. Manche von ihnen bekamen vorher Testosteron gespritzt, andere lediglich ein Scheinpräparat. Und siehe da: Probanden, deren Testosteronspiegel man künstlich erhöht hatte, machten durchgehend die faireren Angebote und erreichten so wesentlich häufiger eine Einigung mit ihrem Gesprächspartner.

Bislang wusste man, dass Testosteron dazu beiträgt, Männer dominant zu machen. Der geschilderte Versuch brachte Klarheit darüber, wie dieser Eindruck von Dominanz entsteht: Wir Menschen erobern in der Regel dann einen besonders hohen Status, wenn wir uns gegenüber unseren Mitmenschen sozial geschickt verhalten. Testosteron erleichtert diese Fähigkeit.

Allerdings zeigte die Studie auch, wie tief in uns inzwischen das Vorurteil sitzt, Testosteron mache Männer aggressiv. Diejenigen Versuchsteilnehmer nämlich, die überzeugt davon waren, Testosteron und nicht das Scheinpräparat verabreicht bekommen zu haben, versuchten besonders stark, ihre Verhandlungspartner über den Tisch zu ziehen.

Bei fünf Prozent aller Männer zwischen 20 und 29 Jahren ist der Testosteronspiegel zu niedrig. 20 Prozent aller Männer geht es so, wenn sie 60 werden. Und wie immer merkt man vor allem, wenn etwas fehlt, wie wichtig es ist. So führt der Mangel an Testosteron zu sehr vielen unerfreulichen Symptomen, darunter Impotenz, Depressionen, Hitzewallungen, einem Abbau der Muskeln, einem Zuwachs an Fett und erschlaffender Haut. Oft werden die betroffenen Männer gefühlskalt und reizbar, statt locker, freundlich und voller Energie zu sein. Erste Anzeichen für diese Entwicklung können sein, dass sich Ihre Hoden weich anfühlen und Sie nur noch ein- bis zweimal im Monat mit einem steifen Glied aufwachen.

Wie können Sie nun Ihren Testosteronspiegel so weit oben halten, dass Sie ein ganzer Kerl bleiben?

- Verringern Sie Ihr Gewicht. Unser Körper lagert im Fettgewebe das Enzym Aromatase, das Testosteron in Östrogen umwandelt. Wer mehr als das Doppelte seines Idealgewichts auf die Waage bringt, verfügt über nur noch etwa ein Drittel seines Testosterons.

- Vermeiden Sie aber ständigen körperlichen und seelischen Stress. Vom Testosteronverlust besonders gefährdet sind Ehrgeizlinge, die rund um die Uhr hyperaktiv sind.

- Genießen Sie stattdessen mehr Sex. Männer, die häufig mit einer Frau in die Kiste steigen, haben dreimal so viel Testosteron im Blut wie ihre weniger lustfreudigen Geschlechtsgenossen. Umgekehrt geht in einer Phase, in der sexuell so gar nichts läuft, auch die testosteronbedingte Triebigkeit zurück.

- Gehen Sie öfter mal raus. Unter hellem Sonnenlicht steigt der Testosteronspiegel um bis zu 20 Prozent. Das liegt offenbar daran, dass Sonne zur Produktion von Vitamin D führt, was die Testosteronwerte in die Höhe schraubt. Sowohl das Level von Testosteron als auch das von Vitamin D im menschlichen Körper sinkt ab den späten Herbstmonaten immer weiter ab. Umgekehrt kann schon eine Stunde Sonnenschein die Testosteronwerte eines Mannes um 69 Prozent steigern. Im Winter können Sie auf andere Quellen von Vitamin D zurückgreifen: Fisch mit hohem Fettanteil, Milchprodukte und Pilze.

3 Sex statt Hausarbeit: Wie man sein Sperma in Schuss hält

Testosteron ist nicht die einzige typisch männliche Substanz, die in den Hoden erzeugt wird. Eine andere ist die Samenflüssigkeit. An deren Herstellung sind allerdings auch die Prostata und die Bläschendrüsen beteiligt. Jedes dieser Organe strömt ein Sekret aus, das sich direkt nach der Ejakulation mit den anderen zusammenklumpt. Außer den Spermien sind in dieser Mixtur, dem Sperma, Fruchtzucker, Cholesterin sowie verschiedene Vitamine enthalten.

Sie können einiges tun, damit Ihr Sperma besonders »fit« bleibt, also in einem so guten Zustand, dass Ihre Zeugungschancen hoch sind und bleiben.

So hilft es, wenn Sie alle zwei bis drei Tage Sex haben. Als man Männer mit Fruchtbarkeitsproblemen untersuchte, zeigte sich, dass im Sperma derjenigen, die eine Woche lang täglich ejakulierten, die DNS-Schäden zurückgingen. Offenbar führt zu langer Aufenthalt des Spermas in den Hoden dazu, dass sich solche Schäden sammeln. Auch Moleküle, die Zellen zerstören, haben länger Zeit, ihre Wirkung zu entfalten.

Haben Sie aber nicht täglich oder gar mehrmals täglich Sex. Ihr Spermavorrat ist nicht für Rund-um-die-Uhr-Verkehr gedacht. Stattdessen genügen schon zwei Ejakulationen innerhalb von zwölf Stunden, damit sich eine vorübergehende Zeugungsunfähigkeit einstellt, die erst nach einigen Tagen Ruhepause wieder verschwindet.

Was fördert außerdem Ihre Samenqualität?

- Sex am Nachmittag: Dann ist die Qualität Ihres Spermas am größten und auch die Zahl der Spermien liegt pro Erguss um 35 Millionen höher als am Morgen.
- Konsumieren Sie mehr Pornos. Als die Samenspender-Abteilung eines Krankenhauses in Maastricht Männern, die dort ihr Sperma ablieferten, als Unterstützung erotische Magazine zur Verfügung stellte, wies das abgegebene Sperma plötzlich eine deutlich bessere Qualität auf. Deshalb ließ die Finanzabteilung des Krankenhauses schließlich ihre Widerstände gegen die Einrichtung der Räume mit Fernsehern und Kopfhörern fallen.
- Vermeiden Sie Beteiligung an der Hausarbeit. Klingt machohaft, aber: Eine Studie der kalifornischen Stanford University ergab, dass Tätigkeiten im Haushalt, etwa das Betätigen eines Staubsaugers oder eines Mikrowellenherdes, die Chance eines Mannes auf Nachwuchs senken kann. Grund dafür sind die elektromagnetischen Felder, die solche Geräte (beispielsweise auch Kühlschränke) abgeben und die, wenn sich ihnen ein Mann längere Zeit aussetzt, das Risiko auf minderwertiges Sperma verdoppeln. Dr. Li, der Leiter der in der Fachzeitschrift *Reproductive Toxicology* veröffentlichten Studie, befand, diese Erkenntnis könne erklären, dass die Qualität männlichen Spermas im Lauf des vergangenen Jahrhunderts immer schlechter geworden war: Immer mehr Männer hatten sich in dieser Zeit an der Hausarbeit beteiligt.

- Setzen Sie Ihren Unterleib keiner zu großen Hitze aus. Es hat seinen Grund, dass die Hoden ein Stück außerhalb des Körpers gelagert sind: Spermien fühlen sich ein klein wenig unterhalb der normalen Körpertemperatur am wohlsten. Entgegen früherer Annahmen spielt die Wahl Ihrer Kleidung (luftige Boxershorts statt enger Unterhosen) hierbei keine große Rolle. Allerdings sollten Sie zum Beispiel beheizte Wasserbetten und elektrische Wärmedecken vermeiden, wenn die Güte Ihres Spermas für Sie von Bedeutung ist. Auch stundenlang Auto zu fahren (erst recht mit Sitzheizung) oder längere Zeit einen Laptop auf dem Schoß zu haben wirken sich ungünstig aus.

- Vermeiden Sie Stress. »Stresssamen kann man gleich wegkippen«, zitiert die Wissenschaftsjournalistin Vivien Marx einen amerikanischen Andrologen. So ist die erste Samenprobe eines Mannes häufig von minderer Qualität, weil der Betreffende dann noch besonders gestresst ist.

- Bauen Sie Übergewicht ab. Je ausgeprägter das Übergewicht des Mannes ist, desto schwerer wird seine Partnerin schwanger. Mindestens drei Monate vor der geplanten Zeugung sollten Sie sich optimalerweise so ernähren, dass Ihr Body-Mass-Index zwischen 20 und 25 liegt. Um das auf eine spermienfreundliche Weise zu erreichen, essen Sie am besten viel verschiedenes Obst, frisches Gemüse, Vollkornprodukte und nur mageres Fleisch.

- Werfen Sie die Zigaretten weg. Rauchen beeinträchtigt die Qualität, die Beweglichkeit und die Menge Ihrer Spermien.

- Vermeiden Sie Risikosportarten und Prügeleien. Auch Verletzungen im Genitalbereich können zu Unfruchtbarkeit führen.

Aber nicht immer kann man Fruchtbarkeitsprobleme mit solch einfachen Tipps beheben. Oft ist es eine Abwägungsfrage. Beispielsweise können verschiedene Medikamente die Samenqualität beeinträchtigen, etwa Antibiotika und Anabolika, aber auch Beta-Blocker und Psychopharmaka, insbesondere Antidepressiva. Allerdings nimmt man solche Medikamente in der Regel aus gutem Grund ein. Hier stehen die Betroffenen vor einer Abwägungsfrage, und ein längeres Gespräch mit dem behandelnden Arzt ist häufig sinnvoll.

Generell gilt, dass eine Veränderung Ihrer Lebensführung nicht von jetzt auf gleich die Qualität Ihres Spermas verbessert. Einige Monate müssen Sie Ihrem Körper dafür mindestens zugestehen.

4 Der männliche G-Punkt: Die Prostata

Bei unserem kurzen Überblick über die wichtigsten männlichen Geschlechtsorgane und ihre Funktionen gelangen wir nach Penis und Hoden nun abschließend zur Prostata, einer Drüse von der Größe einer Esskastanie zwischen Becken und Mastdarm, die an der Bildung von Sperma beteiligt ist. Aber ihre geschickte Stimulierung führt auch zu intensiven Empfindungen von Lust. Manche Männer gelangen sogar zum Orgasmus, wenn ausschließlich ihre Prostata gereizt wird. Ihren Penis braucht man dabei nicht einmal zu berühren. Wenn Männer allerdings auf die übliche Weise zum Höhepunkt kommen und dabei gleichzeitig ihre Prostata massiert wird, empfinden sie ihren Orgasmus häufig zwei- bis dreimal so stark.

Sie möchten diesen Spaß gerne einmal ausprobieren und Ihre Partnerin hat keine Scheu davor, mit ihren Fingern in Ihren Hintern einzudringen, um die Prostata zu erreichen? Dann folgen gleich die verschiedenen Schritte, die sie dabei beachten sollte. Es gibt nur einen Tipp, den ich Ihnen als dem Genießenden bei dieser Praktik geben kann: Gehen Sie lieber vorher noch mal auf Toilette und entleeren Sie Ihre Blase. Die Stimulierung der Prostata führt mitunter zu einem Gefühl, als ob man dringend pinkeln müsste. Dieser Eindruck ist weniger stark, wenn Ihre Blase leer ist.

Jetzt zu den Hinweisen für Ihre Partnerin:

- Besorgen Sie sich in der Apotheke hauchdünne OP- beziehungsweise Chirurgenhandschuhe. Streifen Sie sich diese vor dem Prostatasex über, damit keine Krankheitserreger übertragen werden.

- Achten Sie auch darauf, dass Sie vorher die Fingernägel geschnitten und eventuelle Kanten rund gefeilt haben. Nicht nur Ihre Handschuhe, auch die Darmwände sind sehr dünn und können leicht angerissen werden, was schmerzhaft sein kann.

- Bringen Sie Ihren Partner sexuell in Stimmung. Das hilft ihm nicht nur, sich zu entspannen. Dabei vergrößert sich auch seine Prostata, so dass Sie sie leichter ertasten können.

- Jetzt sollte sich Ihr Partner in eine bequeme Stellung bringen, in der er locker und gelöst bleiben kann, während Sie leichten Zugriff zu seinem Hintern haben. Manche Männer liegen dafür am liebsten mit angezogenen Knien auf dem Rücken, andere lieber auf der Seite.

- Verwenden Sie ausreichend Gleitmittel. Die Faustregel lautet hier wie bei jeder Form von Analsex: Wenn Sie glauben, nun ist es aber wirklich zu viel, ist es gerade richtig. Die vielen Nervenenden, die in diesem Bereich verlaufen, machen ihn höchst schmerzempfindlich.

- Massieren Sie zärtlich den Hintern und den Damm (also den Bereich zwischen Hintern und Hoden) Ihres Partners. Der Übergang zum Einführen Ihrer Finger sollte möglichst fließend stattfinden.

- Schieben Sie dann Ihre Fingerspitze in den Hintern Ihres Partners. Vermutlich ziehen sich in einer spontanen Reaktion erst einmal seine Analmuskeln zusammen, um den Fremdkörper draußen zu halten. Warten Sie ein paar Minuten ab. In der Zwischenzeit können Sie mit Ihrer freien Hand den Penis Ihres Partners stimulieren. Damit lenken Sie auch seine Aufmerksamkeit ab.

- Sobald Ihr Partner wieder ausreichend entspannt ist, können Sie mit Ihrem Finger weiter vordringen. Wieder sollten es nur ein paar Zentimeter sein und wieder machen Sie am besten eine kleine Pause, damit sich Ihr Partner an dieses Gefühl gewöhnen kann. Achten Sie auf seine Mimik und andere Reaktionen, damit Sie einschätzen können, wie es ihm gerade geht. Wenn er sich sichtlich wohl fühlt, können Sie auch etwas weniger zaghaft sein.

- Es kann sein, dass Ihr Partner plötzlich das Gefühl hat, dringend seinen Darm entleeren zu müssen. Das ist ganz normal: Da wir nicht gewohnt sind, dass Dinge von außen in unseren Hintern eindringen, interpretiert unser Gehirn die Nervensignale so, als wäre da etwas auf dem Weg nach draußen. Dieses Gefühl verschwindet nach einigen Minuten von selbst.

- Versuchen Sie, die Prostata zu ertasten. Sie müsste sich fest und prall anfühlen.

- Schließlich können Sie beginnen, die Prostata zu massieren. Manche Männer finden es am schönsten, wenn Sie das mit leichten Abwärtsbewegungen machen, andere stehen darauf, dass Sie Ihren Finger kreisen oder vibrieren lassen. Es gibt übrigens auch spezielle Analdildos- und -vibratoren, die zur Stimulierung der Prostata gedacht sind.

- Zum Schluss kann es sein, dass Ihr Partner einen Samenerguss hat. Dieser dürfte in der Regel aber in einem leichten Strom – statt wie sonst in zuckenden Ausstößen – stattfinden. Wenn ihr Partner keinen Orgasmus hat, umso besser: Denn dann steht er Ihnen für eine weitere Runde der gewohnten Form von Sex zur Verfügung.

Geheimakte Frau

5 Steht sie auf mich? Wie ist sie im Bett? Ihre erotischen Signale entschlüsselt

Wäre es nicht großartig, wenn man bei jeder attraktiven Frau sofort erkennen könnte, ob man bei ihr Chancen hat – und ob sie in Sachen Sex das hält, was ihr Äußeres verspricht? Überraschenderweise haben Wissenschaftler tatsächlich einige hilfreiche Anzeichen ermittelt, die dem Kenner das Durchschauen von Frauen erleichtern. Unbewusst findet diese Bewertung ohnehin oft statt. So ergab eine Studie der Psychologin Lynda Boothroyds von der britischen Durham University, dass 72 Prozent der Versuchsteilnehmer durch das bloße Betrachten der Fotografien von Gesichtern verschiedener Männer und Frauen zutreffend einschätzen konnten, welche sexuellen Einstellungen die betreffenden Personen aufwiesen und wer von ihnen für eine kurze Affäre am aufgeschlossensten war. Dabei handelte es sich vor allem um jene Frauen, die von Männern als besonders attraktiv eingeschätzt worden waren – insbesondere solche mit großen Augen und Lippen.

Darüber hinaus gibt Ihnen das bewusste und unbewusste Verhalten einer Frau häufig Aufschluss darüber, ob Sie mit ihr Spaß im Bett haben können. Folgende Hinweise helfen Ihnen bei Ihrer Einschätzung:

- Spiegelt die betreffende Frau Ihr Sprechtempo und Ihre Körpersprache? Wenn ja, erklärt der Professor für Sozialpsychologie Michael Cunningham, dürfte auch ihr sexuelles Verhalten dem Ihren entsprechen. Falls aber einer von Ihnen beiden eher gemächlich und der andere zappelig ist oder wenn Sie etwas sagen und die Frau, mit der Sie sich gerade unterhalten, zu einem anderen Thema springt, können Sie sich vermutlich auch beim Sex weniger gut aufeinander einstellen.

- Wenig sexuelle Zufriedenheit versprechen Frauen, die Ihnen schon auf alltägliche Fragen mit der passiven Einstellung »Ich weiß nicht, was schlägst du vor?« antworten. Eine Frau, die weiß, was sie will, und das zum Ausdruck bringen kann, ist auch selbstbewusst im Bett und lässt einen Mann nicht lange herumrätseln, was ihr Spaß macht.

- Dazu passt das Ergebnis einer Studie, die an über 2000 weiblichen Zwillingen durchgeführt wurde. Es zeigte sich, dass diejenigen Frauen, die eine große emotionale Intelligenz aufwiesen (also über eine ausgeprägte Fähigkeit verfügten, Gefühle bei sich selbst und anderen zu bemerken und damit umzugehen), auch am häufigsten Orgasmen hatten. Frauen mit häufigen Orgasmusstörungen befanden sich am unteren Ende der Skala hinsichtlich ihrer emotionalen Intelligenz.

- Achten Sie auch darauf, wie eine bestimmte Frau isst. Stochert sie lustlos in ihrem Salat herum oder genießt sie das Essen auf sinnliche Weise? Langt sie herzhaft zu? Lässt sie sich Zeit oder isst sie sehr zügig? Dieselben Verhaltenszüge zeigen sich oft auch beim Sex.

- Der Neurologe Alan Hirsch, Direktor der Smell and Taste Treatment and Research Foundation in Chicago, vertritt die These, dass man seinen perfekten Liebespartner findet, indem man seinen und den eigenen Geschmack vergleicht, wenn es um Eiscreme geht. Hirsch gelangte zu dieser Erkenntnis, nachdem er bei 720 Versuchspersonen im Alter zwischen 24 und 59 Jahren ihre liebste Eissorte, die Lieblingssorte ihres Partners und ihren Beziehungsstatus in Verbindung zueinander setzte. Dabei zeigte sich beispielsweise, dass Menschen, die Eiskaffee lieben, oft ein verführerisches Flirtverhalten zeigen und romantisch am besten zu Erdbeereisfans passen.

All diese Dinge helfen Ihnen einzuschätzen, ob intime Stunden mit einer bestimmten Frau generell lustvoll werden könnten. Aber wie finden Sie heraus, ob diese Frau für Ihre erotischen Avancen erreichbar ist? Hier sollten Sie auf ihre Körpersprache achten. Beispielsweise zeigt sie etwas, das Verhaltensforscher als »Putzverhalten« bezeichnen und das aus vielen kleinen Handlungen besteht, die offenbar dazu dienen, sich selbst so attraktiv wie möglich zu machen: etwa wenn sie ihre Kleidung glättet oder ein Stäubchen darauf entfernt, sich mit der Hand durchs Haar streift (um es ordentlicher oder voller erscheinen zu lassen) oder ihren Schmuck (Armreifen etc.) überprüft.

Die folgenden Signale, die in der Regel unbewusst gegeben werden, weisen darauf hin, dass Ihnen eine Frau sexuell zugeneigt sein könnte:

- Sie wirft ihr Haar leidenschaftlich zurück.
- Sie nimmt eine Körperhaltung ein, in der sie auf subtile Weise auf ihren Genitalbereich deutet – etwa indem sie eine Hand an die Hüfte legt.
- Sie stellt sich so, dass ihre Fußzehen aufeinander gerichtet sind. Die Botschaft, die sie damit vermittelt, lautet: »Ich bin harmlos. Ich bin hilflos. Nimm mich mit nach Hause.«
- Sie hat ihre Handflächen oder ihr Handgelenk offen in Ihre Richtung gedreht und präsentiert sich damit schutzlos.
- Sie lehnt sich zurück und verschränkt ihre Arme im Nacken – eine Haltung, bei der sie automatisch ihre Brust nach vorne schiebt und ihre Achselhöhle (eine weitere empfindliche Stelle) zeigt.

- Sie kreuzt immer wieder ihre Beine, legt also zunächst etwa das linke Bein über das rechte, dann wieder das rechte über das linke. Mit diesen Bewegungen stimuliert sie unbewusst ihren Genitalbereich. Dabei zeigt Sie mit ihrem Knie oder Fuß zielstrebig auf Sie.
- Sie berührt Sie häufig.
- Sie blickt Ihnen lange und intensiv ins Gesicht.
- Die Alternative: Sie spielt (oder ist) die Schüchterne, indem sie Sie erst anschaut und dann scheu zur Seite oder nach unten blickt.
- Sie lacht laut auch über Ihre dämlichsten Witze.
- Sie spricht im Gespräch mit Ihnen merklich dem Alkohol zu. (Viele Frauen erlauben sich eher sexuelle Kontakte, wenn sie leicht angetrunken sind und somit eine »Entschuldigung« haben.)

Zwar können bestimmte körpersprachliche Signale immer auch ganz andere Ursachen haben, als ein Beobachter glaubt. Sollten mehrere dieser Signale aber gehäuft auftreten und Sie finden die betreffende Frau attraktiv, lohnt es sich vermutlich schon zu checken, ob Sie sich einander nicht noch näher kommen können.

6 Ihr verborgener Garten: Die weiblichen Sexualorgane und was Sie damit anstellen können

Für den Einstieg in ein Kapitel, das sich den weiblichen Sexualorganen widmet, bleibt einem fast keine andere Wahl, als mit der Klitoris zu beginnen. Diese prominente Stellung ist durchaus gerechtfertigt, ist sie doch von ihrer Bedeutung her gut und gern mit dem Penis des Mannes zu vergleichen. So geht man heute davon aus, dass drei Viertel aller weiblichen Höhepunkte durch die Reizung der Klitoris ausgelöst werden. Dazu kann es auch kommen, indem ein Mann seine Partnerin ausschließlich durch Stoßen in ihre Vagina beglückt. Gelangt eine Frau durch diese Technik allein zum Höhepunkt (und vielen Frauen gelingt dies nicht), dann liegt das daran, dass die Klitoris noch ein gutes Stück innerhalb des Körpers verläuft und so beim Geschlechtsverkehr automatisch von innen stimuliert wird. Insgesamt ist das klitorale Gewebe etwa so groß wie das erste Gelenk Ihres Daumens – außen liegt nur dessen Kuppe.

Dabei können Sie fast schon stolz sein, wenn Sie überhaupt wissen, wo die Klitoris Ihrer Partnerin liegt. Viele Frauen sind nämlich entnervt davon, dass ihre Männer gerade von diesem Bereich weiblicher Anatomie wenig Ahnung haben. Nun ist jede Frau ein wenig anders gebaut und die Klitoris ist nicht bei jeder leicht zu finden. Statt aber mit aufgesetzter Kennermiene herumzustochern, können Sie sich von Ihrer Partnerin einfach zeigen lassen, wo genau bei ihr der springende Punkt liegt. Dabei dürfte sie an eine Stelle deuten, die leicht oberhalb der Öffnung zu ihrer Vagina, an der Spitze ihrer inneren Schamlippen, liegt. Auch Größe und Form der Klitoris sind von Frau zu Frau verschieden.

Wie komme ich nun dazu, diese winzige Erhebung mit Ihrem stolzen und machtvollen Penis zu vergleichen? Naheliegend ist dieser Vergleich, weil auch die Klitoris bei Erregung anschwillt und sich aufstellt. Allerdings verfügt sie über 8000 Nervenenden – über doppelt so viele wie der Penis – und ist damit das einzige Organ, das ausschließlich der Lust dient. Deshalb ist sie kurz vor dem Orgasmus in der Regel so überempfindlich, dass sie sich wieder unter ihr schützendes Häubchen zurückzieht, das man durchaus mit der männlichen Vorhaut vergleichen kann. Und so wie der Penis versteift sich auch die Klitoris etwa alle anderthalb Stunden im Schlaf.

Auch wegen der extremen Empfindlichkeit der Klitoris ist es vielen Frauen lieber, wenn dieses Organ nur indirekt beim Eindringen des Penis in die Vagina stimuliert wird. Viele Frauen empfinden das direkte Reiben ihrer Klitoris als derart intensiv, dass es für sie fast schmerzhaft wird: Besser ist es dann, mit kreisenden Bewegungen nur sanft die Kuppe oder die Seiten des Lustknöpfchens zu umspielen. Gehen Sie die Klitoris einer Frau, mit der Sie zum ersten Mal im Bett landen, auch nicht von Anfang an heftig an. Wenn Ihre Gespielin es gerne etwas intensiver mag, wird sie sich Ihren Fingern schon entgegendrängen.

In einer Studie zeigte sich, dass 40 Prozent aller Frauen zum Orgasmus gelangten, wenn man ihre Klitoris zwischen einer und zehn Minuten reizte. Volle 90 Prozent konnten ihren Höhepunkt erreichen, wenn man diese Zeitspanne auf zwanzig Minuten ausweitete. Aber auch hier ist keine Frau wie die andere. Manche verfügen über mehr Nervenenden an den inneren Schamlippen als an der Klitoris, bei manchen konzentrieren sich diese Nerven auf einen bestimmten Punkt, bei anderen sind sie großflächig verteilt. Selbst wenn ein Mann also schon mit einigen Frauen Erfahrung gesammelt hat, muss er bei einer neuen Partnerin auch von neuem herausfinden, was sie erregt.

Neben der Klitoris gehören die großen und kleinen Schamlippen zu den weiblichen Geschlechtsorganen. Diese Hautfalten umfassen den Eingang zur Scheide. Wie die Klitoris sind auch sie voller Nervenenden, die Sie beispielsweise durch Reiben, Küssen und Lecken stimulieren können. Und auch deren Gewebe füllt sich bei sexueller Erregung mit Blut und schwillt an.

Die weibliche Scheide (Vagina) selbst besteht aus einem zehn bis fünfzehn Zentimeter langen Muskelschlauch, dessen Seiten normalerweise eng aneinanderliegen, der sich aber weitet, sobald die betreffende Frau erregt ist. Das vordere Drittel dieser Röhre enthält fast 90 Prozent der Nervenenden, was bedeutet, dass sexuelle Reize vor allem dort gespürt werden. Der innere Scheidenkanal reagiert vor allem auf härtere Reize – beispielsweise kräftiges Hineinstoßen.

Die Scheidenflora stellt ein ausgesprochen fein ausbalanciertes Biotop dar, das vor allem durch Zucker, aber auch durch zuckerfreie Lebensmittel empfindlich gestört wird. Wenn Sie in Ihre Sexspiele also gerne Nutella, Schlagsahne und dergleichen einbauen, dann bitte nur außerhalb der Vagina. Das gilt auch für andere Speisen, da immer das Risiko besteht, dass Reste davon in der Scheide zurückbleiben. Das kann zu schmerzhaften Infektionen führen. Wenn eine Frau sexuell erregt wird, wird ihre Scheide in der Regel feucht. Dabei zeigt das Ausmaß dieser Feuchtigkeit aber keineswegs immer den Grad der weiblichen Erregung an. Viele andere Faktoren spielen hier hinein, beispielsweise Hormone, die aktuelle Phase im Monatszyklus oder eine gerade gemachte Diät. Ihre Liebste kann also durchaus scharf und trotzdem nicht klatschnass sein und umgekehrt.

Oberhalb der Vagina befindet sich der Schamhügel, den man auch als »Venushügel« kennt. Von Natur aus ist er meist mit einem Büschel von Schamhaaren bedeckt. Heute geht der Trend zu einer kompletten Rasur oder bestimmten Frisuren, die überwiegend aus wenig Haaren bestehen, um »gepflegt« zu wirken.

Der Schamhügel ist ein idealer Ruheplatz für Ihren Handballen, wenn Sie die Geschlechtsorgane Ihrer Süßen mit den Fingern verwöhnen. Manche Frauen befriedigen sich aber auch selbst, indem sie ihren Venushügel mit kreisenden Berührungen massieren oder leicht mit den Fingerspitzen darauf trommeln. Wenn Ihrer Partnerin das gefällt, können Sie diese Aufgabe auch selbst übernehmen.

42 Prozent aller Frauen kommen mit einem »normalen« Jungfernhäutchen zur Welt, das nach Druck zerreißt, also typischerweise beim ersten Geschlechtsverkehr (und das dabei nur ganz leicht blutet). 47 Prozent verfügen über ein hochflexibles Jungfernhäutchen, das sich einem Penis anpassen kann, ohne gleich zu zerreißen. Und elf Prozent besitzen ein so dünnes Jungfernhäutchen, dass es vermutlich schon vor dem ersten Sex beim Radfahren, Reiten oder anderen sportlichen Betätigungen zerrissen ist.

Die Eierstöcke Ihrer Partnerin können Sie ganz hinten in der Vagina rechts oder links ertasten. Je nach der jeweiligen Phase im Monatszyklus sind sie unterschiedlich empfindlich. Sie massiert zu bekommen kann für eine Frau dementsprechend sowohl sehr erregend wie auch schmerzhaft sein.

Die weibliche Harnröhrenöffnung lässt sich ein bisschen mit der Eichel des Penis vergleichen. Auch ihre Stimulation empfinden viele Frauen als reizvoll. Und schließlich gilt es noch den sogenannten Damm zu erwähnen – die Stelle zwischen Scheide und Hintern. Auch dieser Bereich ist ausgesprochen reizempfindlich.

7 Busenfreundschaft von Anfang an

Die Brüste einer Frau üben auf viele Männer einen besonders starken Reiz aus. Aber nicht jeder Mann ist im Umgang mit ihnen so geschickt, wie es sich eine Frau wünschen würde – und von dieser Geschicklichkeit hängt es entscheidend ab, ob und wie oft er die Gelegenheit erhält, auf Tuchfühlung zu gehen. Natürlich macht hier wie überall in erster Linie vor allem praktisches Üben den Meister. Aber einige Grundlagenkenntnisse können hilfreich sein.

Im Zentrum Ihrer Aufmerksamkeit sollten vor allem die Brustwarzen stehen. Sie bestehen unter der Haut aus einem Netzwerk glatter Muskeln und Nervenenden. Diese reagieren auf Kältereize ebenso wie auf Berührungen: Die Warzen füllen sich dann mit Blut und werden steif und hart. In diesem Zustand reagieren sie noch etwas sensibler auf die verschiedenen Reize.

Der Hauptfehler, den hier viele Männer machen, besteht darin, von Anfang an zu grob zuzupacken. Bevor ihre Partnerin so recht in Stimmung ist, beginnen sie, deren Brüste zu kneten oder an den Nippeln zu drehen, als ob sie es mit dem Knopf eines Radioapparates zu tun hätten. Aber nicht jede Frau steht darauf, dass ihre Brüste so wild behandelt werden. Viele Frauen haben eine verhältnismäßig niedrige Schmerzschwelle und sind entsprechend schnell abgetörnt, wenn man mit ihren Brüsten nicht zärtlich umgeht. Auch Frauen, die grundsätzlich schon auf festes Zupacken stehen, möchten das meist lieber erst erleben, wenn sie stärker erregt sind. Und schließlich hängt die Empfindlichkeit einer weiblichen Brust ebenfalls oft davon ab, in welcher Periode des Monats sich die betreffende Frau gerade befindet. Wenn sie gerade ihre Tage hat, kommt es vor, dass eine Frau, die normalerweise auch an heftigeren Brustspielen nichts auszusetzen hat, plötzlich ihre Brüste nicht einmal berührt haben möchte.

Wie sollten Sie hier also vorgehen? Am vernünftigsten ist es, Ihren Kontakt mit einer weiblichen Brust erst einmal ganz sanft zu beginnen. Streicheln Sie sie zunächst zärtlich mit Ihren Fingern, dann Ihrer Hand. Erst allmählich packen Sie fester zu. Beschränken Sie sich zunächst auf den äußeren Bereich der Brüste und kommen Sie langsam den sensibleren Warzen immer näher. Achten Sie bei all dem auf die Signale Ihrer Liebsten: ihre Körpersprache, ihre Mimik, ihre Worte oder andere Töne, die aus ihrem Mund kommen. Danach können Sie die Intensität Ihrer Berührungen ausrichten. Vielleicht ist Ihre Partnerin zum Schluss so weit, dass sie sich begeistert in ihre Nippel zwicken oder beißen lässt. Nur stark an ihnen ziehen sollten Sie besser nicht. Und Sie sollten sich auch nicht allein auf die Brustwarzen konzentrieren, sondern auch dem Rest der Brüste Beachtung schenken.

Sie können bei diesen Zärtlichkeiten natürlich auch Ihren Mund einsetzen. Aber hier gelten dieselben Regeln: Beginnen Sie ganz sanft – zum Beispiel damit, dass Sie Ihren heißen Atem auf die Brustwarzen hauchen. Umspielen Sie sie dann kreisend mit Ihrer Zunge. Saugen Sie ein wenig mit Ihren Lippen daran. Das lässt mehr Blut hineinströmen und macht sie noch sensibler. Beginnen Sie, leicht an den Nippeln zu nagen, wenn Sie mögen. Achten Sie wieder auf die Reaktionen Ihrer Liebsten: Versucht sie, sich ein wenig zurückzuziehen, oder drängt sie sich Ihnen entgegen?

Da die Brustwarzen auch durch Kälte steif werden, können auch Spiele mit Eiswürfeln reizvoll sein. Allerdings sollten Sie es nicht übertreiben: Im schlimmsten Fall kann eine Vereisung zu Nerven- und Gewebeschäden führen. Wenn Sie und Ihre Partnerin es statt mit Kälte einmal mit Hitze ausprobieren möchten, können Sie auch heißes Wachs auf die Brüste tropfen lassen. Aber Vorsicht: Probieren Sie die Wirkung lieber erst mal an Ihrem eigenen Körper aus, etwa an Ihrem Unterarm, statt gleich an einer der empfindlichsten Stellen Ihrer Liebsten. Je weiter weg von ihrem Körper Sie eine leicht geneigte Kerze halten, desto niedriger ist die Temperatur der auftreffenden Wachstropfen. Ab einem gewissen Abstand ist nur noch ein heißes Prickeln zu spüren. Und während Bienenwachs sehr heiß werden und zu äußerst unangenehmen Brandblasen führen kann, speichert Paraffinwachs weniger Wärme. Dadurch ist die Verbrennungsgefahr bei der Verwendung viel geringer.

Sex-Shops bieten die verschiedensten Spielzeuge an; die Palette reicht von Brustwarzenklemmen bis zu Saugnäpfen, welche die Brustwarzen sensibler werden lassen.

8
Der PS-Punkt und andere Stellen: Ihre erogenen Zonen

Im allgemeinen ist bekannt, wo eine Frau am liebsten zärtlich berührt werden möchte: zum Beispiel in Paris, in Rom oder in Singapur. Allerdings können selbst im Rausch der höchsten Leidenschaft viele Männer nicht mal eben eine kleine Weltreise mit ihrer Liebsten unternehmen. Umso wichtiger ist es, die richtigen Stellen des weiblichen Körpers zu kennen, bei denen geschickte Liebkosungen zu höchsten Glücksgefühlen führen – auch im heimischen Schlafzimmer.

Dabei gilt auch hier: Dieselbe Berührung, die das Herz der einen Frau zum Rasen bringt, lässt eine andere vollkommen kalt. Das beste Beispiel dafür ist der G-Punkt: Noch Anfang 2010 gerieten sich Sexualforscher verschiedener Länder darüber in die Haare, ob es diese magische Stelle überhaupt gibt (englische Wissenschaftler sagten nein, französische ja). Durchgesetzt haben sich vorläufig die »Verteidiger« des G-Punktes – aber dass es überhaupt zu diesem Streit kommen konnte, liegt daran, dass eine Stimulation dieser Stelle nicht jede Frau automatisch beglückt aufjauchzen lässt. So manche Frau weiß bis heute nicht, was der ganze Zirkus überhaupt soll.

Wo genau sitzt der G-Punkt überhaupt? Dieses Nervengeflecht befindet sich an der Bauchseite über dem Eingang der Vagina. Sie können es stimulieren, indem Sie Ihren Zeigefinger in die Scheide Ihrer Liebsten hineinführen – mit der Handfläche nach oben – und ihn dann krümmen, als ob Sie eine heranlockende Geste machen würden. Die etwas rauhere, leicht schwammartige Stelle, die Sie jetzt ertasten, ist der sagenumwobene G-Punkt. Falls Sie bei der Suche noch immer Probleme haben: Es gibt Vibratoren, die darauf angelegt sind, speziell den G-Punkt zu stimulieren. Diese Sex-Toys helfen Ihrer Partnerin und Ihnen schnell auf die Sprünge.

Für die Avantgarde der Entdecker der erogensten Zonen ist der G-Punkt allerdings schon seit einigen Jahren out. Seit 2007 gilt der sogenannte PS-Punkt in den Internet-Sex-Blogs als das neue heiße Ding. Dabei handelt es sich um eine Stelle schwammartigen Gewebes, das sich unter dem Damm befindet. Wenn der PS-Punkt stimuliert wird, schwillt er ebenso an wie die Klitoris. Man kann diese Stelle entweder wie den G-Punkt vom Innern der Vagina reizen, aber häufig funktioniert das auch von außen. Und wie der G-Punkt reagieren auch hier verschiedene Frauen unterschiedlich: Die einen spüren nichts Besonderes, andere gelangen durch eine Stimulation dieser Zone zu einem schnelleren, stärkeren oder längeren Orgasmus.

Ein echter Frauenkenner weiß darüber hinaus über den sogenannten U-Punkt Bescheid. Dabei handelt es sich um einen kleinen Flecken hochsensiblen Schwellgewebes genau über und an beiden Seiten der Harnröhrenöffnung. Die Dehnung dieses Gewebes soll beim Geschlechtsverkehr Glückshormone wie Serotonin freisetzen.

Und schließlich wurde auf dem asiatischen Kongress der Sexualforschung im Jahr 2003 der sogenannte A-Punkt vorgestellt: ein Bereich empfindlichen Gewebes genau über dem Gebärmutterhals am Scheidendach, also am innersten Punkt der Vagina, zwischen Gebärmutterhals und Blase. Die Stimulation dieser Stelle soll das Feuchtwerden der Vagina fördern, ein Anschwellen der Genitalien bewirken und unglaubliche orgastische Gefühle hervorrufen. Von 270 Frauen, die im Rahmen einer Studie hier gekitzelt wurden, erlebte ein Drittel sogar multiple Orgasmen. Die Forscher halten es für möglich, dass man hierbei indirekt den hinteren Teil der Klitoris von innen reizt. Inzwischen gibt es auch hierfür schon spezielle Vibratoren. Und die brauchen Sie vermutlich: Die Finger der meisten

Männer sind nämlich nicht lang genug, um diese Zone zu erreichen.

Wenn wir einmal den Bereich der Vagina und ihrer Umgebung verlassen – welche Stelle des Frauenkörpers reagiert dann am heftigsten auf erotische Reize? Dem altindischen Kamasutra zufolge handelt es sich dabei um die Ohrläppchen und den Nacken. Das Wissen um diese erogene Zone ist der Grund, warum insbesondere im asiatischen Raum Frauen sehr gerne große Ohrringe tragen, erklärt die Sexualforscherin Eve Marx: Das Ziehen der Ringe an ihren Ohrläppchen wirkt wie die zärtlichen Bisse eines Liebhabers, und wenn dazu noch die Ringe sanft über den Nacken streichen, wird die betreffende Frau kontinuierlich auf einem niedrigen Grad sexueller Erregung gehalten, die ihr Lover durch Küsse an die entsprechende Stelle vollständig entfachen kann. Widmen Sie sich dieser Stelle mit Ihren Lippen, Ihren Zähnen, Ihrer Zunge und Ihrem Atem und der erhoffte Effekt dürfte nicht ausbleiben.

Einige weitere Stellen sind weniger spektakulär, aber auch dort verlaufen so viele Nervenenden, dass Ihre Berührungen besonders stark wahrgenommen werden:

- die Kopfhaut (immer dankbar für eine leichte Massage)
- die Innenschenkel
- die Stelle hinter den Knien
- die Innenseite der Handgelenke
- die Innenseite des Ellbogens
- die Zone zwischen Nabel und Vagina
- die Füße

Es gibt viele Möglichkeiten, wie Sie hier vorgehen können, hier einige Vorschläge: Streichen Sie mit Eiswürfeln über die Haut Ihrer Partnerin, während Sie einen Ventilator eingeschaltet haben. Das löst besonders starke Kälteempfindungen bei ihr aus – und einen besonders heftigen Kontrast, wenn Sie gleich danach dieselbe Stelle mit Ihren warmen Lippen küssen.

Nehmen Sie eine eisgekühlte Traube zwischen Ihre Lippen, um sie ein klein wenig aufzuwärmen. Während Sie die Frucht noch immer zwischen Ihren Zähnen festhalten, gleiten Sie damit über den Oberkörper Ihrer Liebsten, ihren Hals und ihre Lippen – bis Sie die Frucht in ihrem Mund verschwinden lassen.

Breiten Sie ein riesiges Handtuch auf Ihrem Bett oder dem Fußboden aus und reiben Sie einander dann mit Massageöl ein – den gesamten Körper. Gehen Sie dann in Vollkörperkontakt und lassen Sie sich von Ihren Gefühlen treiben. Oder verreiben Sie verschiedene Bodylotions mit Geschmack auf Ihrem eigenen Körper und lassen Sie Ihre Partnerin dann mit der Zunge erspüren, um welche Geschmacksrichtung es sich handelt. Die Palette ist hier überraschend reichhaltig – von den verschiedensten Früchten (Erdbeere, Orange, Papaya) bis zu Blumengeschmack und Leder.

Nehmen Sie bei all dem immer wieder Augenkontakt mit Ihrer Liebsten auf. So können sie am schnellsten erkennen, ob sie sich gerade besonders wohl fühlt oder ob sie unruhig wird, weil Sie sie beispielsweise unabsichtlich kitzeln. In diesen Fällen können Sie schnell die Art Ihrer Berührung verändern.

Wie Sie eine Frau zur Ekstase bringen: Tipps und Techniken für besseren Sex

9 Von der Couch zum Bett: Das Vorspiel

In etlichen Sex-Ratgebern findet man Ermahnungen an uns Männer, dass wir unseren Trieb beherrschen und Frauen ein möglichst ausgiebiges Vorspiel widmen sollen, denn nur so könne sich ihre Erregungskurve der unseren angleichen. In dieser Ausschließlichkeit ist das allerdings Unsinn. Studien der Sexualforscher Carol Darling und Kenneth Davidson wiesen beispielsweise nach, dass eine Frau beim Sex mit einem Partner in durchschnittlich acht Minuten zum Orgasmus gelangen kann – auch ohne aufwändige Anlaufphase. Und Anne West, Deutschlands wohl bekannteste Sex-Expertin, berichtet in einem ihrer Bücher von der Furore, die eine andere Publizistin im November 2007 mit einem Artikel in der *Bild am Sonntag* gemacht habe, in dem sie öffentlich bekannte, dass sie das Vorspiel ablehne. West vertritt die vermutlich zutreffende Auffassung, dass es Frauen vor allem anerzogen ist, auf dem Vorspiel zu beharren – nach dem Motto: Ich muss mich erst beknien und betüdeln lassen, bevor ich Erregung zeigen darf.

Aber auch wenn es nur anerzogen ist, kann das Vorspiel doch eine feine Sache darstellen, die ähnlich viel Lust und Freude bereitet wie der Sex an sich. Dabei handelt es sich nicht immer nur um die Minuten direkt vor dem Sex. So kann es zum Beispiel zu Ihrer Auffassung von Vorspiel gehören, wenn Sie …

- … Ihrer Partnerin bereits im Kino unter die Bluse fassen, aber erst anderthalb Stunden später zu Hause zur Sache kommen.

- … mit Ihrer Partnerin tanzen gehen und Ihr dabei eng umschlungen unanständige Sachen ins Ohr flüstern.
- … Ihrer Partnerin im Laufe des Tages mehrere Mails an Ihren Arbeitsplatz schicken, die von Mal zu Mal heißer und anregender werden.

Auch wenn Sie beide bereits in Ihrer Wohnung sind, können Sie sich Zeit lassen. Dimmen Sie zum Beispiel das Licht und legen Sie romantische oder anregende Musik auf. Ziehen Sie einander nicht sofort aus. Miteinander zärtlich zu sein, während man noch voll bekleidet ist, finden viele Menschen besonders aufreizend. Reißen Sie Ihrer Partnerin nur dann stürmisch und ohne Rücksicht auf Verluste alle Kleidung vom Körper, wenn Sie sich vorher darauf geeinigt haben, weil sie auf genau so was steht und Gelegenheit hatte, sich nicht gerade ihre teuersten Lieblingsklamotten anzuziehen. Andernfalls entkleiden Sie Ihre Partnerin ganz langsam und sinnlich. Schauen Sie ihr dabei immer wieder tief in die Augen und widmen Sie beim Ausziehen jedes einzelnen Kleidungsstücks einige Zeit dafür, ihren Körper zu streicheln.

Frauen benötigen ein langes Vorspiel zwar nicht unbedingt, aber es kann trotzdem aufreizend sein, wenn Sie sich Zeit lassen – viel Zeit. Ein Partner, der sich danach sehnt, mehr Zuwendung zu erhalten, wird wesentlich erregter als jemand, der überrannt wird, noch bevor er richtig in Stimmung ist. Und während der eigentliche Akt oft in einigen Minuten vorbei ist, kann uns ein Vorspiel von zwanzig Minuten oder mehr in den siebten Himmel schweben lassen.

Es gibt vielfältige Möglichkeiten, wie Sie sich dem Mund Ihrer Partnerin widmen können. Lecken Sie beispielsweise über ihre hochsensiblen Lippen, knabbern Sie daran. Saugen Sie dann mit Ihren Lippen ganz sanft an ihrer Zungenspitze. Bewusst oder unbewusst wird Ihre Liebste schon ahnen, worauf

Sie hinauswollen. Aber der Mund ist nicht alles: In einer aufschlussreichen Umfrage erklärten volle 97 Prozent der Frauen, dass sie Nackenküsse »ganz wahnsinnig« machten.

Wenn Sie bereits eine Erektion haben, möchten Sie sich vielleicht mit Ihrer Hüfte an Ihre Partnerin schmiegen. Wenn sie merkt, wie erregt Sie sind, könnte das dazu beitragen, sie selbst in Wallung zu bringen. Haben Sie auch keine Scheu davor, Ihre Partnerin zu fragen, auf welche Weise sie es am liebsten hat, wenn Sie bestimmte Körperteile verwöhnen möchten.

Sie können Ihr Vorspiel auch unterbrechen, um kurz gemeinsam etwas zu essen, frische Luft zu schnappen oder es anderweitig zu verlängern. Aber das Essen kann auch Teil Ihres Vorspiels werden, wenn Sie einander zum Beispiel mit verschiedenen Fruchtstücken füttern, mit Honig oder mit Schokolade.

10 Magische Hände: Die Kunst der Massage

Auch eine Nacken- und Rückenmassage stellt eine Form von Körperkontakt und Zuwendung dar, um vom Alltag zu einer etwas erotischeren Situation überzuleiten. Damit dies für Ihre Partnerin und Sie ein schönes Erlebnis wird, können Sie einiges tun.

Stellen Sie zunächst eine intime Atmosphäre her, die frei von Störungen ist. Schließlich wollen Sie sich ganz auf Ihre Partnerin konzentrieren – und sie auf Ihre sanften Berührungen. Schalten Sie also Fernseher und Radio ab, am besten auch Telefon und Handy. Eine CD mit passender Musik ist okay. Außerdem ist das Zimmer, in dem Sie sich aufhalten, behaglich warm und das Licht gedimmt. Und keiner von Ihnen beiden sollte unter Zeitdruck stehen.

Ziehen Sie alles aus, was Ihre Bewegungsfreiheit als Masseur zu sehr einschränken könnte. Legen Sie Ringe und anderen Schmuck ab, der sich auf dem Körper Ihrer Partnerin unangenehm anfühlen könnte (also etwa hartes und kaltes Metall). Bringen Sie auch Ihre Hände auf eine angenehme Temperatur, indem Sie sie einen Moment lang unter warmem Wasser abspülen.

Oft überträgt sich die innere Verfassung des Massierenden auf den Massierten. Entspannen Sie sich also erst einmal selbst, indem Sie tief durchatmen und Ihre Muskeln ein paarmal an- und wieder entspannen. Achten Sie auch während der Massage darauf, dass Sie sich noch wohl fühlen. Wenn Sie sich verrenken oder anstrengen müssen oder die Lust verlieren, sollten Sie entweder eine bequemere Haltung einnehmen oder die Massage allmählich ausklingen lassen.

Probieren Sie beim Massieren bestimmte Griffe und Berührungen aus und achten Sie darauf, wie Ihre Partnerin reagiert. Hat Sie es am liebsten, wenn Sie besonders sanft sind, oder braucht sie es eine Nummer härter? Manche Frauen reagieren hochsensibel, andere sind genervt, wenn sie behandelt werden, als bestünden sie aus Glas. Machen Sie einen Bogen um kitzlige Stellen, wenn aus der Massage kein ausgelassenes Herumgealber werden soll, und um Körperzonen, die wegen Verletzungen oder anderer Störungen heikel sein könnten. Wenn Sie sich nicht ganz sicher sind, fragen Sie Ihre Partnerin. Grundsätzlich gehört vor allem die Wirbelsäule zu den Stellen, die man bei der Massage besser auslässt.

Machen Sie mit beiden Händen gleichmäßige Bewegungen und behalten Sie sie nah nebeneinander. Wenn Sie erst mit der einen Hand den Nacken Ihrer Partnerin kneten und dann urplötzlich mit der anderen auf dem unteren Teil des Rückens herumtrommeln, erzeugen Sie bei ihr nur innere Unruhe und Genervtheit. Wenn Sie aber immer wieder dieselben Griffe mit dem gleichen Druck ausüben, kann sich Ihre Partnerin erlauben, zu entspannen und unter Ihren Berührungen zu zerfließen.

Sorgen Sie auch durch das, was Sie sagen, für eine entspannende Stimmung. Geben Sie also statt Kommandos (»Jetzt mach mal die Arme unter den Kopf!«) lieber Vorschläge und fangen Sie nicht an, sinnlos herumzuplappern – schon gar nicht, indem Sie etwa langatmig erzählen, was Ihnen an diesem Tag alles auf die Nerven gegangen ist.

Sorgen Sie bei all dem dafür, dass der Körperkontakt zu Ihrer Partnerin nie vollständig abreißt. Selbst wenn Sie zum Beispiel die Position wechseln möchten, sollten Sie eine Hand auf ihrem Rücken lassen. Damit vermitteln Sie Ihrer Liebsten das Gefühl besonderer Geborgenheit.

Nach und nach können Sie immer mehr erotische Elemente in Ihre Massage einbringen – beispielsweise durch sanfte Küsse, indem Sie Ihre Zunge über bestimmte Stellen kreisen lassen oder indem Sie Ihrer Liebsten kleine Zärtlichkeiten ins Ohr flüstern. Sie können Ihre Hände auch in immer intimere Zonen vordringen lassen.

Sobald Sie herausgefunden haben, welche Berührungen Ihre Partnerin besonders mag, können Sie diese auch zwischendurch einfließen lassen, wenn Sie mit ihr unterwegs sind. Falls Sie beispielsweise auf einer Party oder während einer Busfahrt mit geschickten Fingern den Nacken Ihrer Liebsten verwöhnen, dürfte das Erinnerungen an intime Vergnügungen in ihr hervorrufen, und sie wird es kaum abwarten können, endlich mit Ihnen alleine zu sein.

11 Fingerfertigkeiten der Lust

Wenn Sie Ihre Partnerin durch gekonnte Massagetechniken erst einmal davon überzeugt haben, was für angenehme Gefühle Sie mit Ihren Händen auslösen können, lässt sie Ihre Finger vermutlich auch in intimere Bereiche wandern. Und auch dann wollen Sie Ihre Liebste wohl kaum enttäuschen. Sorgen Sie also auch hier dafür, dass die Berührung durch Ihre Hände so angenehm wie möglich wird. Schneiden Sie ihre Fingernägel und bringen Sie Ihre Hände auf eine angenehme Temperatur – beispielsweise durch Waschen unter warmem Wasser. Das sorgt gleichzeitig dafür, dass Sie keine Bakterien in ihren Intimbereich tragen.

Sie müssen sich nicht gleich auf die Geschlechtsorgane Ihrer Partnerin stürzen, sondern können Ihre Liebkosungen durchaus mit einer kleinen Reise der eigenen Finger über ihren Körper beginnen. Bleiben Sie dabei aufmerksam. Wie verändert Ihre Partnerin die Haltung und Anspannung ihres Körpers, während Sie sich ihr widmen? Gibt sie die ersten lustvollen Laute von sich? Signale für wachsende Erregung zeigen Ihnen, dass Sie auf dem richtigen Weg sind und Ihr Vorgehen intensivieren sollten. Sobald Sie schnell und heftig zugange sind und Ihre Liebste sich vor Lust windet, sollten Sie das Tempo allerdings besser beibehalten. Wenn Sie jetzt plötzlich wieder einen Gang zurückschalten, reißen Sie Ihre Partnerin nur wieder heraus aus ihrer Ekstase. Ähnlich wie eine Rückenmassage ist auch eine Genitalmassage für Ihre Liebste dann besonders angenehm, wenn Sie nicht ruckartig zu Werke gehen, sondern möglichst gleichmäßig.

Wenn Sie herausfinden wollen, auf welche Weise Sie die heftigsten Reaktionen erzeugen, können Sie auch dabei zuschauen, wie sich Ihre Partnerin selbst befriedigt. Legen Sie Ihre Hand auf ihre, dann lassen Sie sich von ihr führen, bis Sie den Dreh raus haben. Wenn Ihre Partnerin noch zu befangen ist, sich vor Ihnen zu befriedigen, bieten Sie ihr an, dabei eine

Augenbinde zu tragen, so dass sie Sie dabei nicht ansehen muss, sondern ganz in ihren Phantasien versinken kann.

Auf Dauer brauchen Sie aber nicht bei ein und derselben Methode zu bleiben. Werden Sie kreativ. Finden Sie heraus, welche Empfindungen Sie mit welchen Griffen auslösen, und experimentieren Sie mit Liebkosungen aus Winkeln, die Ihre Partnerin nicht selbst erreichen kann. Probieren Sie auch einmal aus, mit welchen Teilen Ihrer Hand Sie besonders intensive Gefühle hervorrufen können: mit den Fingerspitzen, den flacher gehaltenen Fingerkuppen, mit Ihren Knöcheln? Kommt es besonders gut an, wenn Sie die Haut Ihrer Partnerin zwischen Ihren Fingern reiben, wenn Sie rhythmisch klopfen und trommeln oder wenn Sie Ihre Finger erzittern lassen wie einen Vibrator?

Noch kreativer ist es, wenn Sie zusätzlich zu Ihren Fingern einen Waschlappen verwenden, den Sie in einer Schüssel mit warmem oder kaltem Wasser neben dem Bett bereithalten. Testen Sie vorher auf ihrer eigenen Haut, ob die Temperatur angenehm ist. Statt einem Waschlappen können Sie auch einen Dildo oder einen wasserdichten Vibrator nehmen – oder einen Teebeutel, mit dem Sie die Klitoris Ihrer Liebsten massieren.

Wenn Sie in die Vagina Ihrer Partnerin vordringen möchten, sollte Ihnen klar sein, dass ein Finger keinen Penis ersetzen kann. Das Original ist nun mal dicker und länger. Insbesondere bei Frauen, deren Vagina eher geräumig ist, lösen Sie durch diese Technik keine heftigen Reaktionen aus. Andere Frauen hingegen sind an dieser Stelle sehr eng gebaut. Um herauszufinden, wie es sich bei Ihrer Partnerin verhält, schieben Sie Ihren Finger am besten Stück für Stück bis jeweils zum nächsten Knöchel hinein, lassen Sie ihn kreisen und warten Sie ab, wie Ihre Liebste reagiert. Welche Reaktion erzeugen Sie, wenn Sie Ihre Finger krümmen und wieder strecken? Nehmen Sie bei all dem immer wieder Augenkontakt mit Ihrer Partnerin auf und versuchen Sie, ihn möglichst lange beizubehalten.

Davon abgesehen gibt es die unterschiedlichsten Möglichkeiten, Ihre Hände im Genitalbereich Ihrer Partnerin einzusetzen:

- Massieren Sie die Schamlippen von außen nach innen.
- Lassen Sie Ihren Mittelfinger zwischen die Schamlippen gleiten, während Sie ihn sanft hin und her bewegen.
- Spielen Sie Höhlenforscher: Führen Sie Ihre Hand sanft in die Vagina und tasten Sie die Wände ab. Stoßen Sie auf erogene Stellen, deren Stimulation sich lohnen könnte?
- Führen Sie die Finger der einen Hand in Ihre Partnerin ein und stimulieren Sie ihre Klitoris mit der anderen. Für viele Frauen ist das die effektivste Methode, zum Orgasmus gebracht zu werden.
- Legen Sie Ihren Handballen auf den Schamhügel Ihrer Partnerin und massieren Sie diese Stelle mit leichten Drehungen aus dem Handgelenk heraus. Beginnen Sie sanft und üben Sie erst allmählich immer mehr Druck aus.
- Sie brauchen sich nicht auf den Genitalbereich zu beschränken. Stattdessen können Sie auch einen Finger in den Mund Ihrer Partnerin schieben und sie daran saugen und ihn mit ihrer Zunge umspielen lassen. Das dürfte auch Sie selbst in Fahrt bringen. Könner lassen die eine Hand auf diese Weise oral verwöhnen, während sie gleichzeitig mit der anderen Hand zwischen den Schenkeln ihrer Gespielin zugange sind.

12 Das alte Rein-raus-Spiel: Der Geschlechtsverkehr

Kommen wir nun zu dem Aspekt sexueller Handlungen, den Leute normalerweise meinen, wenn sie sagen, sie hätten mit jemand anderem »Sex gehabt«: der sogenannte »penetrative« Geschlechtsverkehr, bei dem ein Mann mit seinem Penis in eine Frau eindringt. Dass nur diese Form von Sex als »eigentlicher Sex« gilt, ist einerseits nachvollziehbar: Wenn Sie zum Beispiel einer Frau nur die Füße massiert haben, werden Sie hinterher vermutlich nicht erzählen, Sie hätten mit ihr Sex gehabt. Auch Oralverkehr zählt für immer mehr Jugendliche nicht als »Sex« im eigentlichen Sinne – vielleicht folgen sie darin Bill Clinton, der ja auch so tat, als habe er niemals »sexuelle Beziehungen« mit seiner Praktikantin gehabt, allein weil es offenbar nie zu einer Penetration gekommen war.

Aber warum »zählt« die eine erotische Handlung für viele als Sex und die andere nicht? Der einzige nachvollziehbare Grund ist, dass nur beim penetrativen Geschlechtsverkehr Kinder gezeugt werden können. Dass man ausgerechnet diesen Aspekt für ausschlaggebend hält, ist im 21. Jahrhundert ein wenig irritierend. Und nicht nur das: Wenn wir auch sexuelle Praktiken als »echten Sex« akzeptieren würden, die nichts mit dem Eindringen des Penis zu tun haben, gäbe es weniger Teenagerschwangerschaften, weniger sexuell übertragene Krankheiten und weniger Frauen mit Orgasmusproblemen.

Braucht es für den reinen Geschlechtsverkehr ein eigenes Kapitel, das erklärt, wie es geht? Schließlich ist das eine Tätigkeit, die jeder Goldhamster beherrscht. Nun, vielleicht liegt das Problem gerade darin, dass wir Menschen so viel komplizierter als Goldhamster sind. Viele Männer und Frauen bleiben auch heute noch sexuell unbefriedigt. Deshalb sind hier einige grundlegende Tipps und Vorschläge zusammengestellt:

- Wenn Sie oben liegen und Ihre Partnerin unten, hilft es, wenn sich Ihre Liebste ein Kissen unter den Hintern schiebt. Dadurch wird ihre Klitoris besser stimuliert, und Sie machen sich ein tiefes Hinein- und Herausgleiten in die Vagina einfacher.

- Machen Sie in einen Nylonstrumpf zwei oder drei Knoten und wickeln Sie ihn so um den Ansatz Ihres Penis, dass er fest sitzt, aber den Blutfluss nicht abschnürt. Die Stauung verstärkt Ihre Erregung, während die Knoten die Klitoris Ihrer Partnerin stimulieren. Besonders gut funktioniert diese Technik, wenn Sie auf dem Rücken liegen und Ihre Partnerin auf Ihnen sitzt.

- Fangen Sie nicht sofort an, wie wild loszulegen, kaum dass Sie in Ihre Partnerin eingedrungen sind. Nehmen Sie sich ein paar Sekunden Zeit und erlauben Sie sich, die besondere Intimität und die Verbundenheit zu genießen, die darin bestehen, dass ein anderer Mensch es zulässt, Sie in seinen eigenen Körper vordringen zu lassen. Sie können mit Ihrer Liebsten, wenn Sie mögen, auch einmal eine Zeitspanne vereinbaren, in der Sie einander nur mit Ihren Händen verwöhnen, während Sie in ihr ruhen. Dadurch bauen Sie Spannung auf und verlängern die Dauer ihres sexuellen Erlebnisses.

- Heftige, schnelle Stöße sehen in Pornos besser aus, als sie sich anfühlen. Im wahren Leben sorgt der Presslufthammer-Sex lediglich dafür, dass die Sensibilität der Frau abnimmt, während die des Mannes so stark ansteigt, dass der Sex nicht mehr angenehm ist. Slow, soft and easy bringt einen der sexuellen Erfüllung näher. Die Geschwindigkeit sollte zwischen »sehr langsam«, »langsam« und »mittelmäßig« wechseln, wenn Sie nicht ebenso schnell kommen wollen, wie Sie zustoßen. Erst kurz vor dem Orgasmus können Sie beschleunigen.

- Auch die Stoßtiefe sollte variieren – und zwar immer mit deutlich mehr flachen Stößen als tiefen. Am besten ist es, wenn sich Ihre Partnerin tiefen Stößen förmlich entgegensehnt. Kurze Stöße lassen die empfindlichsten Stellen Ihres Penis (die Eichel und das Vorhautbändchen) über das

Schambein Ihrer Partnerin reiben, was sowohl in Ihnen als auch in Ihrer Liebsten Empfindungen höchster Lust auslöst. Rasche, tiefe Stöße sind für Sie auf Dauer zu anstrengend, und wenn Ihre Partnerin eng gebaut ist, empfindet sie sie rasch als unangenehm. Erst beim Orgasmus sind tiefere Stöße dann wieder okay.

- Es gibt nicht nur die Richtungen vor und zurück, sondern auch die Möglichkeit, aus verschiedenen Winkeln in die Vagina zu stoßen. Wenn Sie besonders geschickt sind, bewegen Sie Ihre Hüften so, als ob Sie zu coolem Rock'n'Roll oder heißen südamerikanischen Rhythmen tanzen. Lassen Sie doch einmal versuchshalber eine entsprechende Musik-CD im Hintergrund laufen, um das notwendige Gespür zu entwickeln.

- Andererseits müssen Sie nicht für die Geschwindigkeit, die Tiefe und alles andere verantwortlich sein, nur weil Sie der Mann sind. Überlassen Sie ruhig auch Ihrer Partnerin die Kontrolle. Dadurch lernen Sie am ehesten, wie sie es am liebsten hat.

- Ein weiterer Weg dazu, Geschlechtsverkehr nicht zum stupiden Gerammel verkommen zu lassen, besteht darin, dabei seinen Mund und seine Hände einzusetzen: den Mund zum Küssen, Flüstern, Atmen und Beißen, die Hände zum Streicheln, Kratzen und ähnliche Dinge. Machen Sie Sex für Ihre Partnerin zu einem rauschenden Erlebnis aller Sinne.

- Wenn Sie allerdings einen oder mehrere dieser Sinne gezielt ausschalten, erzeugen Sie Futter fürs Kopfkino: Löschen Sie beispielsweise das Licht und überlassen Sie sich und Ihre Liebste nur dem Fühlen, Spüren, Schmecken und Hören. Damit kommt Ihre erotische Phantasie auf Hochtouren.

- Eine Alternative: Lassen Sie das Licht angeschaltet und machen Sie miteinander aus, dass Sie sich die ganze Zeit über tief in die Augen sehen. Das kann zu einem Erlebnis besonders inniger Verbundenheit führen.

- Schluss mit dem Geplapper: Vereinbaren Sie, dass Sie auf jegliches Sprechen im Bett verzichten und nur Ihre Körpersprache verwenden, um dem anderen klarzumachen, was Sie wollen und wie es Ihnen geht.
- Legen Sie beim Sex eine Hand auf die Brust Ihrer Partnerin, während sie dasselbe bei Ihnen tut. Lassen Sie beide Ihre Hand dort ruhen. Spüren Sie, wie ihr Herz immer schneller schlägt, je näher sie dem Orgasmus kommt. Erleben Sie so die innersten Empfindungen Ihrer Partnerin direkt mit, und lernen Sie, sich komplett aufeinander einzustimmen.

Dass beide Partner gleichzeitig zum Orgasmus kommen, ist eher selten – obwohl diese Gleichzeitigkeit verblüffenderweise noch in Ehehandbüchern der sechziger Jahre als »normal« dargestellt wurde. In Wirklichkeit hat jeder Partner eine eigene Erregungskurve. Und wenn Sie zu sehr auf die Erregungskurve Ihrer Partnerin achten, vernachlässigen Sie dabei automatisch Ihre eigene.

Und doch gibt es eine Technik, die die Chancen eines gemeinsamen Höhepunkts deutlich erhöht – und noch dazu die Chance, dass eine Frau beim Geschlechtsverkehr *überhaupt* einen Orgasmus erlebt, von 23 auf 77 Prozent steigen lässt. Sie wurde von dem amerikanischen Psychotherapeuten Edward Eichel entwickelt und mit dem Fachausdruck »Coital Alignment Technique« (etwa »Koitale Ausrichtungstechnik«) bezeichnet. Und so funktioniert sie: In der Ausgangsstellung liegt Ihre Partnerin unter Ihnen, also in der üblichsten aller Sexpositionen. Sie dringen aber nicht in sie ein. Stattdessen schieben Sie sich ein Stück weiter nach oben, so dass der untere Teil Ihres Penis auf der Klitoris Ihrer Partnerin liegt. Entspannen Sie Ihren Oberkörper. Jetzt legt Ihre Partnerin ihre Beine so um Ihre, dass sich ihre Knöchel etwa auf der Höhe Ihrer Schenkel befinden. Daraufhin beginnt sie, mit ihrer Hüfte zu stoßen, so dass sie ihre Klitoris am Schaft Ihres Penis reibt. Auf diese Weise bringen Sie sich immer mehr in Fahrt – bis zum Orgasmus.

13 Oralsex zum Ersten: Wie man genussvoll leckt

Die wohl beliebteste Variante des »klassischen« Geschlechtsverkehrs ist der Oralsex – egal ob sie ihm einen bläst, er sie leckt oder sich beide Partner gleichzeitig dem Schoß des anderen widmen. Für dieses Buch habe ich das Thema Oralsex in zwei Kapitel aufgeteilt. Das erste verrät, wie Sie sich am geschicktesten anstellen, um Ihre Partnerin damit zu beglücken. Das zweite enthält einige Tipps, wenn Sie verwöhnt werden.

Wenn Sie Ihrer Partnerin zwischen die Schenkel tauchen, stürzen Sie sich am besten nicht gleich wie ein Geier auf die Klitoris, sondern bringen Sie Ihre Geliebte erst mal in Stimmung. Das können Sie mit Ihren Fingern machen, Ihrem Atem und Ihrer Zunge. Massieren, küssen und streicheln Sie den gesamten Schoß Ihrer Partnerin.

Wenn Sie die Klitoris Ihrer Partnerin lecken, konzentrieren Sie sich zunächst auf das schützende Häubchen darüber. Erst wenn sich Ihre Partnerin im Zustand höchster Erregung befindet, sollten Sie es zurückschieben und die Klitoris direkt angehen. Vielen Frauen ist es eine Nummer zu heftig, wenn sich ein Mann hier nicht gedulden kann.

Dann stehen Ihnen verschiedene Techniken zur Auswahl:

- Zeichnen Sie mit Ihrer Zungenspitze die Buchstaben des Alphabets auf die Klitoris Ihrer Liebsten. Viele Frauen nehmen die unerwarteten Schlenker, zu denen es dabei kommt, als angenehm reizvoll wahr. Etwas regelmäßiger werden Ihre Zungenkünste, wenn Sie statt des Alphabets immer wieder die Zahl 8 nachfahren.

- Nehmen Sie die Klitoris zwischen Ihre Lippen und erzeugen Sie durch Ansaugen einen Unterdruck, um sie in Ihren Mund zu ziehen und wieder herauszulassen.

- Manche Frauen versetzt es in höchstes Entzücken, wenn Sie beginnen, leise zu summen, während Sie gerade an ihrer Klitoris zutzeln.

- Wenn Sie während des Leckens mit Ihren Fingern die Schamlippen Ihrer Partnerin auseinanderdrücken, wird dadurch ihre Klitoris praller und steifer und reagiert empfindlicher auf erotisches Liebkosen.

Natürlich brauchen Sie sich nicht auf die Klitoris Ihrer Partnerin zu beschränken, nur weil sie das empfindlichste Lustorgan ist. Sie können beispielsweise auch vorsichtig an den äußeren Schamlippen Ihrer Liebsten knabbern oder mit Ihrer – zusammengerollten oder flachen – Zunge in ihre Vagina vordringen. Dabei brauchen Sie keinen Tieftauchrekord aufzustellen: Die wirklich berührungsempfindlichen Nerven befinden sich ohnehin im äußeren Drittel der Scheide.

Sie können auch gegen die Vagina Ihrer Partnerin hauchen oder atmen. Zwar liest man oft, dass dies eine tödliche Embolie auslösen könnte und deshalb unbedingt zu unterlassen sei. Das ist allerdings ein bisschen hysterisch reagiert, und es gibt kaum Fälle, wo so etwas tatsächlich vorgekommen ist. Vermutlich muss dazu erstens die Gebärmutterwand geschädigt sein, so dass Luft in den Blutstrom gelangen kann, und zweitens wird schon sehr viel Luftdruck benötigt, um Schaden anzurichten. Und wir sprechen hier von leichtem Hauchen und Pusten – nicht von dem Versuch, seine Partnerin aufzublasen wie einen Luftballon.

Sie können Ihre Partnerin zusätzlich stimulieren, wenn Sie mit Ihren Fingern ihren Hintern verwöhnen, vielleicht gar leicht hineingleiten. Danach gehört derselbe Finger allerdings nicht ungereinigt in ihre Vagina.

Es kann sein, dass Ihre Partnerin Ihre Stimulationen dazu nutzt, sich ihren Phantasien oder schlicht ihrem Lustempfinden hinzugeben. Wenn sie also mit geschlossenen Augen und einem versonnenen Lächeln auf den Lippen daliegt, dann sollten Sie nicht unbedingt ständig dazwischenquatschen. Andererseits brauchen Sie nicht davor zurückzuscheuen, durch lustvolle Laute, gelegentlichen Augenkontakt und ein Lächeln deutlich zu machen, dass das Lecken auch Ihnen Spaß macht. Viele Frauen fühlen sich beim Oralsex unsicher und sind für jedes Feedback dankbar, das zeigt, dass ihr Lover voller Begeisterung bei der Sache ist.

Nach dem Orgasmus ist die Klitoris bei vielen Frauen extrem berührungsempfindlich, und Sie sollten sich besser zurückziehen. Andere Frauen sind zu multiplen Orgasmen in der Lage und benötigen lediglich eine kleine Pause zwischendurch, um wieder Luft zu holen.

Eines der häufigsten Probleme beim Oralsex besteht darin, dass Sie und Ihre Zunge müde werden, während Ihre Liebste gerade auf halbem Weg zum Höhepunkt ist. Und während ein steifer Penis erfreulich ist, gilt das nicht für einen steifen Nacken. Aber Sex sollte beiden Partnern Spaß machen – zumal sich die Genervtheit des einen schnell auf den anderen überträgt. Mit welchen Tricks können Sie Ihre Ausdauer vergrößern?

- Machen Sie es sich von Anfang an so gemütlich wie möglich. Wenn Sie also vor Ihrer Partnerin niederknien, sollten Sie daran denken, sich ein Kissen unter die Knie zu schieben.
- Eine entspannte Stellung ist diese: Ihre Partnerin dreht sich auf eine Seite und Sie haben Ihren Kopf auf ihrem Oberschenkel liegen.

- Wenn Ihr Hals oder Ihre Zunge zu schmerzen beginnen, wechseln Sie die Position oder tun Sie zwischendurch etwas anderes, um Ihre Partnerin zu stimulieren – beispielsweise Spiele mit den Fingern oder einem Vibrator.
- Wenn Ihre Zunge müde wird, schieben Sie sie heraus, schließen Sie den Mund und bewegen Sie nur Hals, Lippen und Nase, um Ihre Liebste zu stimulieren.
- Zuletzt können Sie eine weitere Stellung vorschlagen, die für Sie bequemer ist und Ihrer Partnerin mehr Kontrolle durch die Bewegungen ihres Beckens erlaubt: Sie liegen auf dem Rücken und Ihre Liebste kniet so über Ihrem Gesicht, dass sich ein Bein links und eines rechts von Ihrem Kopf befindet. Während Sie darauf achten, Ihre Zunge möglichst steif und starr zu halten, steuert Ihre Partnerin mit schaukelnden Bewegungen Art und Intensität des Kontakts.

14 *Oralsex zum Zweiten: Der Blowjob*

Vielleicht wundern Sie sich, dass dieses Kapitel überhaupt existiert. Wenn man sich einen blasen lässt, braucht man doch nur dazuliegen und zu genießen? Ja, so könnte man denken – aber Sie möchten doch vermutlich, dass Ihre Partnerin Sie möglichst oft mit dem Mund verwöhnt, weil sie selbst auch Freude daran hat, oder? Etwas Engagement sollten Sie also auch für diese passive Rolle aufbringen. Sorgen Sie für Sauberkeit, vor allem unter Ihrer Vorhaut. Wenn Sie abends Sex haben, reicht es nicht, wenn Sie am Morgen schnell unter die Dusche gesprungen sind. Wenn Sie Ihrer Liebsten besonders stark verdeutlichen wollen, dass sie keine Angst zu haben braucht, unangenehme Gerüche in der Nase oder einen fiesen Geschmack im Mund zu haben, duschen Sie vor dem Oralsex mit ihr.

Sie können auch ganz leicht etwas dafür tun, um den Geschmack Ihres Spermas zu verbessern. Nachdem Sie bestimmte Genussmittel zu sich genommen haben, schmeckt es eher fies, scharf, bitter oder muffig, nach anderen mild bis süß. Wenn Sie so lange planen können, verzichten Sie 24 Stunden vor dem Oralsex besser auf Spargel, Knoblauch, Zwiebeln, Rosenkohl, Broccoli, Spinat, rotes Fleisch, fette Speisen, Milchprodukte, Kaffee, zu viel Alkohol, Zigaretten und Aspirin. Empfehlenswert hingegen sind andere als die erwähnten Gemüse (insbesondere Sellerie und Petersilie), Obst (insbesondere Ananas, Apfel, Zitrone, Honigmelone, Pflaumen, Mangos), Pfefferminz und Grüne Minze (Spearmint), Süßigkeiten, grüner Tee und Säfte aus den erwähnten Früchten. Wenn Sie es zu viel verlangt finden, Ihren Nahrungsplan nach dem Oralsex auszurichten, trinken Sie wenigstens viel Wasser. Dadurch wird der Effekt von Stoffen abgemildert, die den Geschmack Ihres Spermas beeinträchtigen. Außerdem hilfreich: wenn Ihre Partnerin, kurz bevor Sie kommen, ihre Zunge über Ihren Penis schiebt, da sich drei Viertel der Geschmacksknospen auf der Oberseite der Zunge befinden.

Falls Ihre Partnerin prinzipiell nicht dazu bereit ist, Ihr Sperma zu schlucken, müssen Sie das wohl oder übel akzeptieren. Vereinbaren Sie mit ihr ein Signal wie ein Klopfen gegen die Schulter, kurz bevor Sie kommen. So kann sie sich rechtzeitig zurückzuziehen.

Manche Menschen genießen das Gefühl, leicht gezwungen zu werden; bei anderen weckt es negative Gefühle und sie rasten aus. Klären Sie das, bevor Sie Ihr bestes Stück zwischen die Zähne Ihrer Liebsten schieben. Wenn sie zu den Frauen gehört, die gerne selbst die Regie übernehmen, sollten Sie darauf verzichten, ihren Kopf zu umfassen und hin und her zu ruckeln, als ob Sie mit einer Gummipuppe masturbieren würden. Das sollten Sie nur tun, falls Ihre Partnerin eine leicht devote Ader besitzt und es sie scharf macht, wenn Sie derart dominant die Kontrolle übernehmen. Versuchen Sie nicht, Ihren kompletten Penis in den Mund Ihrer Partnerin zu stoßen – möglicherweise lösen Sie damit nur Würgereflexe aus.

Auch Ihre Partnerin beginnt Oralsex irgendwann zu ermüden. Deshalb wird sie sich vermutlich wünschen, dass es bis zu Ihrem Orgasmus nicht ewig dauert. Teilen Sie ihr also mit, welche Technik Sie besonders scharf macht, widmen Sie sich Ihren geilsten Lieblingsphantasien und tun Sie, was immer Ihnen sonst noch einfällt, um die Sache ein bisschen voranzutreiben.

15 Durch die Hintertür: Analsex

Noch vor zehn Jahren war Analverkehr mit den unterschiedlichsten Vorurteilen verbunden: etwa dass diese Praktik eklig und unsauber und deshalb abstoßend sei oder dass nur Homosexuelle Freude daran fänden. (Was im Umkehrschluss bedeutet, dass Leute, die so denken, Homosexuelle für eklig und abstoßend halten …) Insbesondere die Angst vor Kontakt mit Kot ist aber unbegründet, solange der betreffende Partner für ausreichende Hygiene sorgt: Der Kot sammelt sich nämlich nicht im Hintern, sondern im Dickdarm, wohin selbst der längste Penis nicht vordringt. Wer sichergehen will, kann sich zusätzlich mit einer Analdusche behelfen. Aber schon ein heißes Bad müsste ausreichen, um für die gewünschte Sauberkeit zu sorgen.

Das Tabu fällt immer mehr: So enthüllte im April 2010 eine amerikanische Untersuchung, dass mehr als 100.000 Frauen in der Stadt New York im vergangenen Jahr Analsex betrieben hatten. Man darf bezweifeln, dass die New Yorkerinnen hier eine große Ausnahme unter ihren Geschlechtsgenossinnen darstellen. Schließlich gibt es inzwischen in vielen Sex-Ratgebern auch ein Kapitel über die Freuden des Analverkehrs und der Internethändler Amazon beispielsweise listet ein halbes Dutzend Bücher, in denen es ausschließlich um diese Variante geht.

Und das aus gutem Grund. Schließlich enthält unser Hintern eine besonders große Vielzahl von Nervenenden, was ihn als erogene Zone besonders reizvoll macht. Aber er stellt auch einen günstigen Kanal dar, die Geschlechtsorgane eines Menschen quasi von innen zu stimulieren: bei den Frauen einen berührungssensiblen Teil des Scheidenkanals, bei Männern die Peniswurzel. Da der Hintern enger und weniger elastisch als die Vagina ist, können Sie auch beim Eindringen dort ein größeres sexuelles Vergnügen erleben. Eine noch größere Rolle spielt die seelische Komponente, die mit Analsex verbunden ist. Normalerweise ist unser Hintern, insbesondere der innere Schließmuskel, eine der Stellen unseres Körpers, die wir bei Stress am ehesten verspannen. Da wir in einer hektischen Zeit leben, laufen viele Menschen unbewusst den ganzen Tag über zumindest mit teilweise verkrampfter Analmuskulatur herum. Dies wahrzunehmen und zu ändern kann man in verschiedenen Therapieformen wie der Bioenergetik lernen – oder aber beim Analsex. Sich hier gegenüber dem Partner öffnen und ihn ins Körperinnere vordringen zu lassen stellt eine besondere Form von Intimität und einen enormen Vertrauensbeweis dar. Manchmal spielen hier auch Phantasien von Dominanz und Kontrolle beim einen sowie Hingabe und Unterwerfung beim anderen Partner eine Rolle.

Was also sollten Sie wissen, wenn Sie diesen Spaß bei Ihrer Partnerin auch einmal ausprobieren möchten? Folgende Hinweise halte ich für am wichtigsten:

- Ihre Liebste muss dafür so entspannt wie möglich sein. Es braucht seine Zeit, bis dieser Zustand erreicht ist. Analsex ist also nichts für die schnelle Nummer zwischendurch. Gedimmtes Licht und sanfte Musik können der Entspannung förderlich sein.

- Ziehen Sie sich ein besonders starkes Kondom über, wenn Sie vor Geschlechtskrankheiten und einer Schwangerschaft so sicher wie möglich sein wollen. Auch beim Analsex können Spermaspuren in die Vagina Ihrer Partnerin gelangen.

- Sie erleichtern das Eindringen Ihres Penis durch die großzügige Verwendung von Gleitmittel. Falls Sie darauf verzichten, fehlt Ihnen die nötige Feuchtigkeit, damit es richtig flutscht. Dabei haben Sie die Wahl zwischen Gleitmitteln, die auf Fett basieren, und solchen auf Wasserbasis. Erstere schmieren zwar besser, brauchen länger, bis sie austrocknen und vermindern Hautrisse eher, greifen aber auch billigere Kondome und manche Sexspielzeuge aus Plastik an. In Sex-Shops finden Sie Gleitmittel, die speziell für den Analverkehr gedacht sind und das auch in ihrem Namen deutlich machen.

- Lockern Sie die Schließmuskeln Ihrer Partnerin ganz allmählich. Beginnen Sie vielleicht mit einer Massage und schieben Sie danach erst einen, dann zwei Finger hinein, statt sofort Ihren Penis hineinzurammen. Sie können auch weiter massieren, wenn Sie bereits eingedrungen sind, um die Entspannung Ihrer Partnerin aufrechtzuerhalten.

- In der Regel ist die Eichel der größte Teil des Penis. Sobald es Ihnen gelungen ist, diese in den Hintern Ihrer Partnerin einzuführen, haben Sie das Schwierigste hinter sich gebracht. Das bedeutet aber auch, dass es unnötig unangenehm wäre, wenn Sie Ihre Eichel jetzt immer wieder hinein- und herauszögen. Bleiben Sie in Ihrer Partnerin, damit sie sich an den Fremdkörper in ihrem Hintern gewöhnen kann.

- Analsex auszuüben heißt keineswegs automatisch, dass Sie die Geschlechtsorgane Ihrer Partnerin komplett vernachlässigen sollten. Im Gegenteil: Es kann besonders erregend für sie sein, wenn Sie gleichzeitig ihre Klitoris streicheln. Falls Ihnen als Analsex-Anfänger zunächst noch das nötige Geschick dafür fehlt, kann Ihre Liebste auch selbst Hand an sich legen.

- Stecken Sie aber etwas, das gerade im Hintern war, ob Finger oder Sex-Toy, nicht ungereinigt in eine andere Körperöffnung. Sie können auf diese Weise Bakterien übertragen.

- Wenn Sie Ihrer Partnerin schon nicht ins Gesicht sehen können, sollten Sie wenigstens die Kommunikation aufrechterhalten, damit Sie jederzeit erkennen können, wie es ihr gerade geht.

- Sie kommen auch nach mehreren Versuchen mit dem Eindringen in den Hintern Ihrer Partnerin nicht klar, obwohl Ihnen Analsex von der Idee her durchaus zusagt? Wie wäre es dann mit einer Praktik, die die Sexualexpertin Yvonne K. Fulbright als Gesäßsex bezeichnet und die zu ganz ähnlichen Lusterfahrungen führt? Dabei führen Sie Ihren Penis lediglich durch die Pobacken Ihrer Liebsten, während sie diese zusammenzieht und ihre Hüfte kreisen lässt.

- Auch wenn Ihre Partnerin sauber ist: Waschen Sie sich hinterher am besten Hände und Penis, damit Sie sich und andere vor Krankheitserregern schützen.

- Für Ihre Partnerin ist es wichtig zu wissen, dass es keinen Grund zur Sorge gibt, wenn ihr Schließmuskel nach ihren ersten Erlebnissen mit Analsex etwas irritiert ist und sie die Pobacken anfangs nicht mehr so gut zusammenkneifen kann. Das gibt sich in der Regel nach wenigen Tagen. Ihr Schließmuskel leiert durch Analsex nicht aus, sondern wird wie jeder andere Muskel gestärkt und kann bewusster angespannt und wieder entspannt werden.

16 Cowgirls und Missionare: Welche Stellungen am lustvollsten sind

Je nachdem, wie Sie anatomisch ausgestattet sind und wo Ihre sexuellen Vorlieben liegen, führen beim Geschlechtsverkehr unterschiedliche Stellungen zu ganz unterschiedlichen Graden der Lust. Aus der Vielzahl aller möglichen Positionen habe ich für dieses Kapitel diejenigen ausgewählt, die ich für besonders erfüllend halte.

Zu den Spitzenreitern im wahrsten Sinne des Wortes zählt die Cowgirl-Stellung, wobei Sie auf dem Rücken liegen und Ihre Partnerin Sie reitet. Diese Konstellation birgt eine ganze Reihe an Vorteilen: Sie können entspannen und Ihrer Liebsten die »Arbeit« überlassen. Das und die Unvorhersehbarkeit ihrer Bewegungen sorgt dafür, dass Sie nicht so schnell kommen, Ihre Partnerin dafür umso heftiger – insbesondere wenn sie dabei ihre Klitoris streichelt. Der Anblick, den Sie in dieser Stellung genießen können, ist zudem überaus reizvoll.

Es gibt sicher aufregendere und exotischere Verrenkungen als die sogenannte Missionarsstellung (Mann oben, Frau unten), aber diese ist nicht ohne Grund bis heute ein Klassiker. Sie erfordert keinen großen Kraftaufwand und erlaubt viel Intimität, da man sich dabei problemlos, küssen, streicheln und in die Augen sehen kann. In der Missionarsstellung hat der Penis auch beste Chancen, den PS-Punkt zu stimulieren.

Erfrischend fürs männliche Ego ist eine leicht abgewandelte Missionarstellung: Dabei liegen Sie auf Ihrer Partnerin und dringen in sie ein, aber sie hat dabei ihre Knie angezogen und ihre Schenkel ruhen auf Ihren Schultern. In dieser Stellung verengt sich die Vagina Ihrer Partnerin, Ihr Penis fühlt sich größer an und Ihre Liebste kommt sich besonders ausgefüllt vor.

Lustvoll ist auch die sogenannte Hündchenstellung, also das Eindringen in die Vagina von hinten, wenn Ihre Partnerin vor Ihnen kniet. Diese Stellung setzt auch bei eher braven Kerlen oft animalische Instinkte frei. Man fühlt sich dabei dominant, kann tief in seine Partnerin eindringen und ihren G-Punkt erreichen. Sie kann dabei ihre Klitoris bearbeiten oder sich ganz in ihre Phantasien fallen lassen. Manche Frauen mögen diese Stellung nicht, weil sie ihrem Lover dabei nicht in die Augen sehen können, was zu wenig Kontakt für sie bedeutet. Wenn das Ihrer Partnerin auch so geht, können Sie zum Beispiel durch Dirty Talking den vermissten Kontakt herstellen.

In gewissem Sinne ein Gegenstück dazu ist eine Position, die besonders im Tantra beliebt ist. Dabei sitzen Sie im Schneidersitz und Ihre Liebste mit dem Gesicht zu Ihnen und den Beinen um Sie geschlungen auf Ihrem Schoß. Diese Stellung bedeutet im Gegensatz zur Hündchenstellung viel Intimität, ist aber alles andere als animalisch, was sie für Gelegenheiten geeignet macht, an denen Sie nicht so der Hengst oder Rammler sein möchten. Hier kommt man mit sanftem Schaukeln statt heftigem Zustoßen ans Ziel.

Ebenfalls beliebt bei den Sanftmütigen ist die Löffelchenstellung. Dabei liegen Sie und Ihre Liebste auf der Seite, Sie hinter ihr, und Sie beide blicken in dieselbe Richtung. So führen Sie Ihren Penis sanft in Ihre Partnerin ein. Das ist eine wunderbare Stellung für Faule und für Leute, die möglichst lange körperlichen Kontakt genießen und die Zeit bis zum Orgasmus hinauszögern möchten.

Eine weitere nette Variante: Sie sitzen auf der Bettkante und lehnen sich zurück, stützen sich dabei mit den Armen ab. Ihre Liebste besteigt Sie so, dass Sie einander ins Gesicht sehen können. Hier hat Ihre Partnerin ähnlich viel Kontrolle wie bei der Cowgirl-Stellung, aber das Gefühl der Nähe zwischen Ihnen beiden ist stärker.

Positionen, bei denen Ihre Partnerin auf Ihnen sitzt, ob Sie Ihnen dabei zu- oder abgewandt ist, sind grundsätzlich auch für Sex im öffentlichen Raum geeignet. Dazu benötigen Sie lediglich eine Hose, aus der Sie problemlos Ihren Penis schnellen lassen können, während Ihre Partnerin am besten einen kurzen Rock und keine Unterwäsche trägt.

Wenn Ihnen Sex an einem öffentlich einsehbaren Ort dann doch zu kühn ist, finden Sie in Ihrem eigenen Haushalt vielleicht geeignete Plätze für etwas ungewöhnlichere Stellungen. Nur ein denkbares Beispiel von vielen: Ihre Partnerin sitzt nackt und mit gespreizten Schenkeln auf der Waschmaschine und schiebt ihren Schoß nach vorne. Sie dringen in sie ein, woraufhin sie mit ihren Schenkeln Ihre Hüfte umschlingt. Um tiefer in sie vorzustoßen, ziehen Sie sie einfach näher zu sich heran.

Auch sonst kann es sich lohnen, in der eigenen Wohnung einfach mal auf Entdeckungsreise zu gehen, welche Möbel Ihnen geeignet dafür erscheinen, die eine oder andere neue Stellung zu erproben. Auch Sex in der Badewanne wäre einen Versuch wert: Hierbei liegen Sie auf dem Rücken und Ihre Partnerin manövriert sich so, dass Ihr Penis leicht in ihre Vagina schlüpfen kann. Der Auftrieb des Wassers sorgt für völlig neue Gefühle in Ihrem Schoß.

17 Der weibliche Orgasmus: Warum Männer mehr verdienen und Frauen Stöckelschuhe tragen sollten

Einer Studie der Uniklinik Hamburg zufolge gelangen 87 Prozent aller Frauen im Alter von 25 bis 29 Jahren bei der Selbstbefriedigung immer zum Orgasmus. Kommt ein Mann dazu, sinkt die Rate auf 54 Prozent. Etliche andere Untersuchungen führen zu ähnlichen Ergebnissen. Die konkreten Zahlen unterscheiden sich dabei voneinander, weil sie jeweils von der Art der Studie abhängen, aber die Gesamttendenz ist dieselbe: Frauen bleibt beim Sex mit einem Partner der Höhepunkt viel häufiger versagt als Männern.

»Männer haben hier einiges zu erklären«, lautet eine der typischen Formulierungen, die man zu lesen bekommt, wenn Frauenzeitschriften dieses Thema behandeln. Und wenn sich eine Frau im Streit von ihrem Partner trennt, ist eine der wohl bekanntesten Gehässigkeiten, die sie ihm im Gehen an den Kopf wirft: »Übrigens, einen Orgasmus hatte ich bei dir auch nie!« Klischee oder nicht, hier spielt die weit verbreitete Auffassung hinein: Wenn immer Frauen bei irgendetwas zu kurz kommen, ist das die Schuld der Männer. Nun bringt diese Einstellung allerdings verschiedene Probleme mit sich: Die Verantwortung von Frauen für ihre eigene Lust wird vernachlässigt. Stattdessen werden Männern Schuldgefühle eingeredet, die häufig zu einer Form von Leistungsdenken im Bett führen. Motto: Du bist nur ein guter Liebhaber, wenn du deiner Partnerin immer einen Orgasmus verschaffst. Wenn nicht, stimmt etwas nicht mit dir, und zwar mit deinem Charakter; vermutlich bist du ein fieser Egoist. Diese Sichtweise setzt sich häufig durch, weil viele Männer es als ihre Aufgabe betrachten, Frauen glücklich zu machen, doch mit reifer Sexualität hat sie wenig zu tun. Ein Orgasmus ist nichts, was man seinem Partner »gibt«. Letzten Endes ist jeder für seinen eigenen Höhepunkt hauptverantwortlich – beispielsweise insofern, als er seinem Partner mitteilt, worauf er steht und was er gerne hätte. Offenbar bekommen das vor allem viele junge Frauen noch nicht besonders gut hin und müssen diese Fähigkeit erst entwickeln. So ergab die eingangs erwähnte Studie der Hamburger

Uniklinik auch, dass die Rate der Frauen im Alter von über 35 Jahren, die beim Sex mit ihrem Partner einen Orgasmus hatten, auf 65 Prozent ansteigt.

Alles in allem sind die Gründe dafür, dass eine Frau nicht zum Höhepunkt gelangt, ausgesprochen vielfältig. Jonathan Margolis liestet in seinem Buch *O: The Intimate Science of Orgasm* eine große Zahl solcher möglicher Ursachen auf. Dazu gehören verschiedene Krankheiten, Depressionen, Medikamente, Stress, psychosoziale Probleme (etwa Schwierigkeiten im Job, finanzieller Natur oder mit der Familie), eine frühere Vergewaltigung oder sexueller Missbrauch, Rauchen, Radfahren, unterdrückte Wut, Nervosität, unbewusstes oder bewusstes Verbinden von Sexualität mit Sünde, Schuldgefühle (etwa wenn eine Witwe einen neuen Partner hat oder eine verheiratete Frau sich einer Affäre hingibt), Furcht vor Intimität, einer unerwünschten Schwangerschaft oder einem schlechten Ruf wegen zu großer sexueller Aufgeschlossenheit, Angst vor Kontrollverlust, eine nicht lange zurückliegende Niederkunft, die Wechseljahre, Hormonstörungen, Müdigkeit, Zeitdruck, religiöse Tabus, sexuelle Unerfahrenheit, die Phase ihres Zyklus, in der sie sich gerade befindet, die Zeitspanne seit ihrem letzten Orgasmus und noch eine ganze Reihe von Ursachen mehr. Möchten Sie als Mann für all das wirklich die komplette Verantwortung übernehmen?

Insofern ist der erste und zentrale Ratschlag, den ich Ihnen bei diesem Thema geben kann, sich nicht selbst damit zu überfordern, dass Sie einen Großteil Ihres Selbstbewusstseins als Mann davon abhängig machen, ob Ihre Liebste einen Orgasmus hat. Das sollten Sie für sich geklärt haben, bevor Sie sich mit den Ratschlägen beschäftigen, wie Sie die Chance auf einen Höhepunkt zumindest steigern können. Denn natürlich gibt es auch hierzu viele Tipps, die durchaus funktionieren, die aber eben keine Patentrezepte darstellen, da jede Frau über ihr ganz eigenes Gefühlsleben verfügt, von dem ihr Orgasmus abhängt. Und auf Aspekte wie hormonelle Faktoren, die dabei eine wesentliche Rolle spielen, können Sie ohnehin keinen Einfluss nehmen. Folgende Verhaltensweisen sind generell sehr hilfreich:

- Fragen Sie Ihre Liebste, auf welche Weise sie am meisten und an zuverlässigsten erregt wird, und hören Sie ihr aufmerksam zu.

- Wenn Sie Kondome verwenden, senken Sie damit die Angst Ihrer Partnerin vor der Übertragung einer Geschlechtskrankheit oder einer Schwangerschaft, die sie davon abhalten kann, sich in die Lust fallen zu lassen.

- Während die meisten Männer zur Not auch in einem überfüllten Zugabteil einen Orgasmus haben können, ist für Frauen die Gesamtatmosphäre von wesentlicher Bedeutung. Richten Sie also ein gemütliches, harmonisches Liebesnest ein, in dem Sie beide frei von Ablenkungen sind und sich allein Ihrer Lust widmen können. Einen überraschend starken Einfluss hat hier beispielsweise eine angenehme Raumtemperatur. Zu dieser Erkenntnis gelangte das Forscherteam um Gert Holstege am Zentrum für Uroneurologie an der niederländischen Universität Groningen. »Zu Beginn unserer Versuche«, berichtete Holstege, »waren nur 50 Prozent unserer weiblichen Versuchspersonen in der Lage, zum Orgasmus zu gelangen. Dann fanden wir heraus, dass sie kalte Füße hatten. Wir gaben ihnen Socken, und 80 Prozent erreichten den Orgasmus.« Natürlich sind es nicht die Socken alleine, die diese Verbesserung herbeiführen, erklärte Holstege: »Der Mandelkern und der präfrontale Kortex – also die Bereiche des Gehirns, die für Nervosität, Furcht und Gefahrensignale zuständig sind – senken ihre Aktivität während des Orgasmus stark. Eine angenehme Umgebung, zu der die Zimmertemperatur gehört, trägt einen großen Teil dazu bei, dass sich eine Frau sicher, geborgen und behaglich fühlt.«

- Vergessen Sie nicht, dass die allermeisten Orgasmen durch die Reizung der Klitoris erzeugt werden, entweder durch direkte Stimulation (etwa beim Streicheln mit den Fingern) oder durch indirekte (beim Geschlechtsverkehr). Wenn Ihre Liebste Orgasmusprobleme hat, wechseln Sie zu einer Technik, bei der ihre Klitoris mehr im Mittelpunkt steht.

- Experimentieren Sie generell mit neuen Techniken, Phantasien, Orten und anderen Ideen. Langeweile und Eintönigkeit gehören in Langzeitbeziehungen zu den größten Orgasmuskillern.

- Während etwas Alkohol eine Frau dabei unterstützen kann, in Stimmung zu kommen, kann zu viel davon ihren Orgasmus behindern. Das ist somit einer von mehreren Gründen, weshalb Ihre Süße bestenfalls angeheitert, aber nicht betrunken sein sollte.

- Ein nicht ganz ernst gemeinter Vorschlag: Verdienen Sie mehr Geld. Im Jahr 2009 ermittelten die britischen Evolutionsbiologen Thomas Pollet und Daniel Nettles von der Newcastle University auf der Grundlage von 5000 Versuchspersonen, dass ein höheres Einkommen des Partners einen der einflussreichsten Faktoren dabei darstellt, dass Frauen zum Orgasmus gelangen. Dieser Zusammenhang galt selbst dann noch, wenn man andere Einflüsse wie Alter, Ausbildung, Länge der Beziehung, Gesundheit und Glücksgefühle herausrechnete. Die Studie, die im *Journal of Evolution and Human Behavior* veröffentlicht wurde, bestätigte frühere Untersuchungen aus Deutschland und den USA, die zu ähnlichen Ergebnissen gelangt waren.

- Ermutigen Sie Ihre Liebste dazu, öfter mal Stöckelschuhe zu tragen. Das bringt nicht nur Sie selbst erotisch möglicherweise mehr in Stimmung – sondern auch Ihre Partnerin. Das

Tragen hochhackiger Schuhe kräftigt nämlich nicht nur die Beinmuskeln, sondern stärkt auch jene Muskeln im Unterleib, die für die sexuelle Lust verantwortlich sind. Das fand die italienische Urologin Dr. Maria Cerruto von der Universität Verona im Rahmen einer Studie an 66 Frauen unter 50 Jahren heraus. Dabei zeigte sich, dass bei denjenigen Frauen, die ihre Füße in einem Winkel von mehr als 15 Grad auf dem Boden aufsetzten (was einer Absatzhöhe von etwa fünf Zentimetern entspricht), die elektrische Aktivität in den Unterleibsmuskeln bis zu 15 Prozent schwächer war. Das weise darauf hin, dass diese Muskeln bei Trägerinnen von Stöckelschuhen entspannter sind, was ihre Stärke und ihre Fähigkeit, sich zusammenzuziehen, positiv beeinflusse.

18 Der männliche Orgasmus: Mehr als ein Löffelchen voll

Auf dem deutsch- wie auf dem englischsprachigen Buchmarkt, von Artikeln in diversen Magazinen ganz zu schweigen, gibt es eine Fülle an Literatur, die sich speziell mit dem weiblichen Orgasmus beschäftigt – und mit Wegen, wie man ihn erlangt. In Übereinstimmung damit stellte der Sexualforscher Edward Laumann in einer Studie fest, dass es für die Zufriedenheit der meisten Männer wichtiger ist, dass die Partnerin den Höhepunkt erreicht als sie selbst. »Beide Partner«, erläuterte Laumann, »sind gefühlsmäßig eindeutig am zufriedensten, wenn die Frau während des Geschlechtsaktes häufig Orgasmen hat.« Zu dieser weit verbreiteten Einstellung mag der Eindruck beitragen, dass der männliche Höhepunkt sich ja ohnehin einstellt und man ihm deshalb keine besonders große Aufmerksamkeit zu widmen braucht.

Aber es gibt auch einige bemerkenswerte, von diesem Einklang abweichende Stimmen. »Über Erlebnis- und Orgasmusstörungen bei Männern existiert vergleichsweise wenig Literatur, schaut man sich die unüberschaubare Menge an Literatur über Orgasmusstörungen bei Frauen an«, befindet etwa die Sexualwissenschaftlerin Sabine zur Nieden. »Die männliche Ejakulation wird als unhinterfragte Tatsache mit dem männlichen Orgasmus gleichgesetzt. Nach der Erlebnisqualität wird bei Männern zu wenig gefragt.« In einer Zwischenüberschrift ihres Buches *Weibliche Ejakulation* gelangt zur Nieden zu der treffenden Zusammenfassung: »Frauen sollen fühlen, Männer funktionieren.«

Während es um regelrechte Orgasmusstörungen in einem späteren Kapitel gehen wird, stehen hier zwei andere Dinge im Vordergrund, die Sabine zur Nieden angesprochen hat: die Erlebnisqualität sowie die Unterscheidung zwischen Ejakulation und Orgasmus. Letzteres ist relativ schnell erklärt: In vielen Publikationen werden diese beiden Vorgänge – der Höhepunkt im Kopf und der Samenerguss – praktisch gleichgesetzt, so als ob beides dasselbe wäre und die beiden Begriffe ausgetauscht werden könnten. Schon die einflussreichen amerikanischen Sexualforscher William Masters und Virginia Johnson hatten in der Kapitelüberschrift eines ihrer Bücher den Weg dazu bereitet: »Der Orgasmus des Mannes (Ejakulation)«. In Wahrheit handelt es sich jedoch um zwei getrennte körperliche Vorgänge, die auch sehr gut unabhängig voneinander auftreten können. Vor allem querschnittsgelähmte, aber auch völlig gesunde Männer können einen sogenannten »dry run« erleben: einen Höhepunkt im Kopf, bei dem der Samenerguss ausbleibt. Letzteres kommt häufig bei Jungen vor, die die Pubertät noch nicht erreicht haben, deren Sexualorgane die Samenflüssigkeit also noch gar nicht produzieren können. Aber auch Erwachsene berichten von solchen Erfahrungen. Umgekehrt ist es gut möglich, dass ein Mann ejakuliert, dabei aber nicht jenen Kick im Kopf erlebt, der für den Orgasmus so typisch ist.

Konkret lässt das beispielsweise für Sie als männlichen Leser zwei Schlussfolgerungen zu: Erstens brauchen Sie sich keine Sorgen zu machen, dass etwas bei Ihnen gestört sein muss, wenn Sie einen Samenerguss ohne Orgasmus (oder umgekehrt) erleben. Das ist durchaus normal. Zweitens aber ist die Tatsache allein, dass Sie einen Samenerguss hatten, nicht ausschlaggebend für den Grad Ihrer sexuellen Befriedigung. Hier tritt das Ungleichgewicht zutage, das Sabine zur Nieden angesprochen hat: Während die weibliche Lust bis in die kleinste seelische Verästelung hinein ergründet und verbessert wird, wird dasselbe Thema bei Männern abgehakt, solange nur zum Schluss Sperma im Spiel war.

Auch der dänische Wissenschaftsjournalist Tor Norretranders sieht dieses Problem. »Anscheinend erleben viele Männer ihren sexuellen Höhepunkt oft nicht als befriedigend, selbst wenn sie zum Samenerguss kommen«, stellte er anhand einiger Befragungen von Männern fest. »Darüber redet man nicht und betreibt auch keine Forschung. Man kann feststellen, dass das, was an Wissen über männliches Orgasmuserleben zugänglich ist, keineswegs ausreicht. (…) Die Orgasmen der Frau dagegen sind ausführlich erforscht und diskutiert, sowohl in der Frauenbewegung wie in der Tageszeitung (…) Der Hite-Report, die Emanzipationsbewegung und die Sexologen haben ihr Augenmerk auf Form und Qualität des weiblichen Orgasmus gerichtet. Was die männlichen Orgasmen angeht, herrscht Schweigen.«

Und auch Norretranders gelangt – unabhängig von Sabine zur Niedens Forschung und mit anderen Worten – zu dem Schluss, dass Frauen fühlen und Männer funktionieren sollen: »Man ist kein Mann, wenn man der Frau keinen ordentlichen Orgasmus verschafft. Leicht und nonchalant übergeht man seinen eigenen Orgasmus.« Dieses Missverhältnis veranschaulicht er anhand einer Karikatur in einer dänischen Tageszeitung, worin ein Mann seine Prioritäten beim Sex kundtut: »Ich verschaffe ihr natürlich jedes Mal einen Orgasmus. Zuerst ein Vorspiel zum Anheizen. Und wenn sie so richtig geil ist, schlecke ich sie zum Orgasmus, dass sie ganz wild wird und mir die Nägel in den Rücken bohrt. Mein Orgasmus? Ja, davon liefere ich jedes Mal ein Löffelchen voll ab!«

Vor diesem Hintergrund wird deutlich, dass der männliche Höhepunkt auch dann ein Thema sein sollte, wenn man nicht von Orgasmusstörungen im engeren Sinne sprechen kann. Von Sabine zur Nieden zitierte Sexualmediziner beschreiben eindrücklich, wie beim typischen Geschlechtsverkehr eine Situation entsteht, in welcher der männliche Höhepunkt hinter dem der Frau zurückbleibt: »Der Mann spannt die Muskeln der Oberschenkel und des Bauchs an in dem Bemühen, während des Beischlafs die Klitoris zu stimulieren. (…) Diese Anstrengung führt leicht zu einem oberflächlichen Orgasmus, weil er in den angespannten Muskeln eingesperrt wird und sich nicht in den übrigen Körper ausbreiten kann. Aber die Spannungen kommen nicht nur daher, dass die Männer sich anstrengen, um dem Partner Befriedigung zu verschaffen. Dahinter stecken in vielleicht noch höherem Maße unbewusste Faktoren. Die Männer haben von Kindesbeinen an gelernt, sich zu bremsen, sich zurückzuhalten und den Unterleib anzuspannen. Man hat gelernt, die Lust niederzuhalten, das Lusterlebnis zu bremsen.« Als Folge davon entgeht den meisten Männern das durchflutende Ganzheitserlebnis, von dem viele Frauen berichten.

Was können Sie als Mann tun, um auch Ihren Orgasmus intensiver werden zu lassen und ihn in Ihrem gesamten Körper wahrzunehmen statt lediglich in Ihrem Kopf und Ihrem Penis?

▪ Achten Sie beim Geschlechtsverkehr auf Ihren Atem. Experimentieren Sie damit, wie sich Ihre sexuelle Erregung verändert, wenn Sie die Tiefe und das Tempo Ihres Atmens verändern. Viele Männer spüren einen mehr über ihren Körper verteilten Orgasmus, wenn sie längere und tiefere Atemzüge machen statt immer kürzer und schneller zu atmen, wie sie es zuvor bei steigender Erregung gewohnt waren. Probieren Sie auch einmal aus, Ihren Atem kurz vor dem Höhepunkt anzuhalten und dann in den Orgasmus hineinzuatmen.

- Achten Sie beim Geschlechtsverkehr darauf, ob Sie Teile Ihres Körpers, die Sie bewegen könnten, anspannen oder starr halten. Spüren Sie nach, ob Ihnen hier bestimmte Hemmungen im Wege stehen. Experimentieren Sie bei der Selbstbefriedigung damit, ob bestimmte Bewegungen beispielsweise Ihrer Hüfte, Ihrer Arme, Ihrer Beine oder das Erbeben-Lassen Ihres gesamten Körpers zu intensiveren Empfindungen führen. Was fühlt sich besonders gut an? Übertragen Sie das Gelernte auf den Sex mit Ihrer Partnerin.

- Spannen Sie kurz vor dem Orgasmus die Muskeln in Ihrem Unterleib bewusst an und lassen Sie sie beim Orgasmus vollkommen locker. Das gezielte Anspannen lässt Sie Ihre Muskelspannung besonders stark spüren und erlaubt es Ihnen, diese Spannung komplett aufzulösen. Der dabei entstehende Kontrast schärft Ihre Wahrnehmung für diesen Vorgang. Dasselbe können Sie auch mit Muskeln außerhalb Ihres Unterleibs machen, wenn Sie merken, dass Sie diese beim Sex anspannen oder verkrampfen.

- Achten Sie darauf, welche Signale in Ihrem Körper auf einen bevorstehenden Orgasmus deuten. Experimentieren Sie, auf welche Weise Sie diesen Orgasmus hinausschieben und möglichst lange auf einer möglichst hohen Welle der Lust surfen können. Am einfachsten gelingt das, wenn Sie das Tempo immer mehr zurücknehmen, je heftiger Sie Ihren Höhepunkt heranbrausen fühlen – unter Umständen bis zum Stillstand und kurzen Abkühlen, bevor Sie wieder weitermachen.

- Lassen Sie Ihre Partnerin Teile Ihres Körpers außerhalb Ihres Unterleibs liebkosen, während Sie zum Orgasmus kommen. Beispielsweise könnte sie Ihnen die Füße oder die Kopfhaut massieren, während Sie sich selbst befriedigen. Spüren Sie nach, inwiefern sich Ihre Empfindungen beim Höhepunkt dadurch verändern.

- Wenn Sie jemand sind, der beim Orgasmus normalerweise tief in seine erotischen Phantasien eintaucht, lassen Sie das einmal bleiben und versuchen Sie, sich kurz vor und während Ihres Höhepunktes nur auf Ihren eigenen Körper und dessen Empfindungen zu konzentrieren.

Das alles sind Möglichkeiten, einmal zu erforschen, wie sich Ihr sexueller Höhepunkt verändern kann. Manche Techniken dürften bei Ihnen besser funktionieren, andere weniger. Aber auf die eine oder andere Weise sollten Sie damit zu Glücksgefühlen vorstoßen können, die Sie so noch nicht gekannt haben.

19 Und was kommt dann?
Nach dem Höhepunkt geht es weiter

Der Orgasmus mag der Höhepunkt des Geschlechtsverkehrs sein, aber er ist nicht sein Ende. Schließlich ist durch den Sex in den meisten Fällen eine Nähe zum anderen entstanden, die man gerne ein wenig genießen möchte. Frauen empfinden dieses Bedürfnis vielleicht sogar noch stärker als Männer.

Dazu trägt übrigens ein Vorgang bei, der nicht jedem bekannt ist: Während Männer in der Regel erst ihr Begehren spüren und deshalb Sex haben, verläuft derselbe Mechanismus bei Frauen häufig umgekehrt. Das Begehren ist für sie nicht der Grund dafür, mit einem Mann ins Bett zu gehen, sondern das Resultat. Die Psychiaterin Rosemary Basson von der University of British Columbia kam nach der Befragung Hunderter von Frauen zu der Erkenntnis: Frauen fühlen sich oft sexuell neutral, wenn sie mit einem Mann intim werden. Sie schlafen eher aus anderen Gründen mit ihm – etwa weil sie ihren Liebsten zufriedenstellen oder Auseinandersetzungen vermeiden wollen. Diese Forschungsergebnisse wurden später von den amerikanischen Psychologen Cindy Meston und David Buss bestätigt, die für ihr Buch *Why Women Have Sex* (Times Books 2009) über tausend Frauen befragten. Auch dort landete »sexuelle Anziehung« auf einem der hintersten Plätze der genannten Gründe. Allerdings scheint das Begehren der betreffenden Frauen während des Geschlechtsverkehrs entfacht zu werden.

Was mich an diesen Befragungen ein wenig stört, ist, dass sie ausschließlich unter Frauen vorgenommen wurden. Dass Männer erst Lust verspüren und sich dann mit einer Frau in den Laken wälzen, wird als selbstverständlich angenommen. In der weit überwiegenden Zahl aller Fälle mag das auch so sein. Wenn ich mir aber die Zahlen über die wachsende sexuelle Unlust unter Männern anschaue (worum es in Kapitel 40 noch gehen wird), dann frage ich mich, ob es nicht ebenfalls bei uns häufig vorkommt, dass wir mit unserer Partnerin ins Bett gehen, obwohl wir gerade gar nicht so furchtbar geil sind, die Lust aber während des Herumgeturnes entflammt.

Grundsätzlich glaube ich aber gerne, dass Frauen nach dem Sex häufiger Lust auf Intimität haben als Männer. Ein Grund dafür mag rein hormoneller Natur sein: Infolge zärtlicher Berührungen produziert unser Gehirn sowohl Endorphine als auch das sogenannte »Kuschelhormon« Oxytocin, das ein Bedürfnis nach Geborgenheit und Nähe erzeugt. Bei Männern allerdings trifft dieses Hormon auf einen starken Gegenspieler: das Testosteron, das den Effekt von Oxytocin deutlich dämpft. Deshalb entsteht in uns nicht automatisch eine ähnlich starke Sehnsucht nach Nähe wie bei unserer Partnerin. Wir müssen uns erst bewusst werden, dass sie so empfindet und dass es nett wäre, wenn wir auf ihre Bedürfnisse eingehen würden.

Insofern ist es schade, dass in vielen erotischen Büchern und Filmen der Orgasmus als nicht nur der Höhe-, sondern auch der Endpunkt des sexuellen Erlebnisses dargestellt wird. Für viele Paare kann die wonnigliche Zeit danach besonders schön sein – wenn sie der Partner nicht durch wenig einfühlsames Verhalten ruiniert. Schon das altindische *Kamasutra* weist darauf hin, wie unhöflich es ist, nach dem Sex einfach so wegzudösen.

Beherzigen Sie einige einfache Dinge, um die Zeit des sanften Nachglühens ähnlich schön wie den eigentlichen Akt zu machen. Zunächst: Wenn nur Sie einen Orgasmus erlebt haben und Ihre Partnerin nicht, sollten Sie selbstverständlich auch ihr zuallererst zu ihrem Höhepunkt verhelfen. Da Ihr Penis vermutlich noch nicht wieder einsatzbereit ist, können Sie das mit Ihrem Mund, Ihren Fingern oder Sexspielzeug wie etwa einem Vibrator erledigen.

Die Momente nach dem Orgasmus sind nicht der richtige Zeitpunkt, um nach der Fernbedienung zu angeln, in die Küche zu joggen, um den Kühlschrank zu plündern, oder mit Ihrem Handy online zu gehen, um eine Kurzinfo über den Sex, den Sie gerade hatten, auf Twitter zu posten. Falls Sie letzteres nur für eine ironische Anmerkung halten: Einer amerikanischen Studie aus dem Jahr 2009 zufolge wird die Zigarette nach dem Sex gerade vom Twittern nach dem Sex abgelöst. 36 Prozent aller Menschen unter 35 Jahren hinterlassen direkt nach dem Höhepunkt ein paar passende Zeilen auf Twitter oder Facebook. Für die Über-35-Jährigen fällt diese Rate auf acht Prozent. Ob die Betreffenden schlicht keine Nähe aushalten können oder ob es Ihnen so wichtig ist, aller Welt mitzuteilen, dass sie gerade zum Schuss gekommen sind, wurde noch nicht erforscht. Wenn Sie zu den Menschen gehören, die sich recht zügig aus dem Bett absetzen, zerstören Sie jedenfalls Intimität und neu aufflammende Lustgefühle, noch bevor sie so richtig entstehen können. Bleiben Sie körperlich und geistig besser bei Ihrer Liebsten; dazu reicht es oft aus, einfach nur eng umschlungen nebeneinanderzuliegen und zu kuscheln

Flüstern Sie Ihrer Partnerin zu, wie großartig sie ist, wie atemberaubend der Sex gerade war und was genau Ihnen dabei besonders gefallen hat. Dabei kommt es weniger darauf an, was genau Sie sagen, als auf einen entspannten, Geborgenheit vermittelnden Tonfall und die dazu passenden Berührungen. Viele Frauen sind nach dem Sex unsicher und verletzlich. Zeigen Sie Ihrer Liebsten deshalb, dass Sie sie auch danach noch bewundern und begehren. Verzichten Sie aber darauf, sich zu bedanken – das wirkt leicht peinlich: So als hätte Ihre Liebste Ihnen mit dem Sex einen Gefallen getan.

Für eine »Manöverkritik« des gerade Erlebten ist dies der falsche Zeitpunkt. Auch wenn Sie fanden, dass Ihre Liebste das eine oder andere in Zukunft lieber anders machen sollte – sparen Sie sich solche Vorschläge besser für den nächsten Tag! Auch für das Wälzen von Sorgen und das Durchdiskutieren von Problemen ist dies nicht der beste Moment. Teilen Sie Ihrer Partnerin lieber mit, was Ihnen an ihr besonders gut gefällt, woran Sie immer wieder gerne zurückdenken oder was Sie mit ihr gerne noch unternehmen möchten.

Vermeiden Sie wenn möglich auch eine innere Manöverkritik, indem Sie sich im Geiste fragen, ob Sie auch »gut« waren. Jeder von Ihnen beiden ist nur ein Mensch mit Eigenheiten und Schwächen – und Frauen genießen den Sex mit Männern mehr, die ihn etwas weniger ernst nehmen, statt zu glauben, eine besondere Performance abliefern zu müssen.

Zweifel und Unsicherheiten nach dem Sex lassen sich jedoch nicht immer völlig vermeiden. Wo eine Frau häufig Angst hat, ein Mann könnte es ausnutzen, dass sie sich ihm sexuell geöffnet hat, dass er sie also vielleicht jetzt verlassen oder vor seinen Freunden mit seiner »Eroberung« prahlen wird, fürchten sich Männer oft dafür, sich durch den Sex zu einer längeren Beziehung zu verpflichten. Manchmal bestehen die Momente nach dem Sex also gerade nicht aus entspanntem Glück, sondern aus einem seelischen Loch. Dafür gibt es sogar ein lateinisches Sprichwort: »Post coitum omne animal triste« – nach dem Beischlaf ist jedes Wesen traurig. Oftmals entsteht dieser Eindruck aber lediglich durch den Kontrast zur vorhergegangenen Ekstase – nach besonders intensiv empfundener Lust kann es für Körper und Seele eigentlich nur abwärtsgehen. Lassen Sie melancholische Gefühle in dieser Phase zwar zu, nehmen Sie sie aber nicht allzu schwer.

Um Ihre Gefühle in positivere Bahnen zu lenken, können Sie einander erotische, romantische oder phantasievolle Geschichten vorlesen, passende Musik hören oder sich gemeinsam einen Film anschauen, bei dem einem das Herz aufgeht. Manche Paare kitzeln einander nach dem Sex auch gerne durch oder machen miteinander eine Kissenschlacht.

Wenn Sie allmählich doch unruhig werden und es im Bett nicht mehr aushalten (oder vermeiden wollen einzuschlummern), können Sie Ihre Fürsorge zeigen, indem Sie Ihrer Partnerin anbieten, ihr etwas Süßes, Obst oder ein Getränk ans Bett zu bringen. Oder Sie unternehmen zum Beispiel einen gemeinsamen Spaziergang. »Die Liebenden mögen auch auf der Terrasse des Palastes oder Hauses sitzen und den Mondschein genießen«, heißt es im *Kamasutra*.

Falls Sie das erste Mal mit einer Frau im Bett waren und eine feste Beziehung anstreben, hinterlassen Sie bei ihr einen guten Eindruck, wenn Sie durchscheinen lassen, dass Ihnen auch nach dem Sex Sauberkeit wichtig ist – etwa durch eine gemeinsame Dusche oder das angemessene Entsorgen des Kondoms. Damit signalisieren Sie automatisch Reife und Verantwortungsbewusstsein – entscheidende Kriterien für die Wahl eines festen Partners.

Am Tag danach sollten Sie sich einmal eine Auszeit von fünf Minuten nehmen, um Ihr sexuelles Abenteuer noch einmal im Geiste nachzuerleben. Das heitert die Stimmung auf und steigert die Vorfreude aufs nächste Tête-à-Tête. Rufen Sie Ihre Liebste am nächsten Morgen an und gestehen Sie ihr, dass Sie jetzt noch hin und weg sind bei der Erinnerung an den tollen Sex, den sie mit ihr hatten. Bei dieser Gelegenheit können Sie auch erwähnen, dass Sie es kaum noch aushalten voller Erwartung auf eine weitere gemeinsame Nacht …

Eine genauso wirkungsvolle Alternative: Schreiben Sie nach einer erfüllenden erotischen Begegnung die Dinge auf, die Sie am tollsten fanden. Dann schmuggeln Sie diese kleine Liste in die Tasche Ihrer Partnerin, so dass sie sie zum Beispiel zu Hause oder auf der Arbeit findet und daran erinnert wird, wie glücklich sie Sie gemacht hat.

20 Gutes Benehmen im Bett: Was Frauen abtörnt und was sie schätzen

Es gibt bestimmte Verhaltensweisen im Bett, die Männer immer wieder an den Tag legen, welche aber von den meisten Frauen ganz und gar nicht geschätzt werden. Der Rausch der Leidenschaft entschuldigt vieles, aber vermutlich möchten Sie doch lieber als ein einfühlsamer Liebhaber mit Stil in Erinnerung bleiben denn als ein unbeholfener, grober Klotz. Folgende Dinge stehen auf der weiblichen Hass-Liste weit oben:

- Vernachlässigen Sie Ihre Partnerin nicht außerhalb des Betts. Wenn Sie sich sämtliche Liebkosungen sparen, bis Sie miteinander Sex haben, kommt sie schnell auf den Gedanken, dass Ihre Zärtlichkeiten nur Mittel zum Zweck sind. Lassen Sie Ihre Liebste besser auch über den Rest des Tages spüren, wie viel sie Ihnen bedeutet. Bei den meisten Frauen gilt: Je mehr Romantik ihr Partner außerhalb des Bettes an den Tag legt, desto leidenschaftlicher werden sie, wenn es dann wirklich zur Sache geht.
- Stürzen Sie sich nicht unrasiert in den Sex. Das Reiben Ihrer Bartstoppeln auf der Haut, erst recht zwischen ihren Schenkeln, empfinden viele Frauen oft als ausgesprochen unangenehm.
- Ziehen Sie die Socken nicht als Letztes aus. Es gibt keine wirklich überzeugende Begründung dafür, aber nachdem zahllose Frauen immer wieder erklären, es gebe für sie kaum einen peinlicheren und unerotischeren Anblick als einen nackten Mann in Socken, muss etwas dran sein. Am besten, Sie vermeiden es von Anfang an, selbst herauszufinden, ob es Ihrer Partnerin auch so geht.
- Stochern Sie nicht mit Ihrem Penis in Richtung Vagina herum, wenn Sie ganz offensichtlich nicht den Weg hineinfinden. Auch diese Peinlichkeit kann man sich ersparen. Bitten Sie Ihre Partnerin lieber ganz freundlich und selbstverständlich, Sie bei sich einzuführen.
- Wenn Ihre Liebste erkennen lässt, dass ihr eine bestimmte Praktik besonders gefällt, ist es nachvollziehbar, dass Sie immer wieder darauf zurückgreifen. Wenn Sie hier allerdings übertreiben, wird schnell langweiliger 08/15-Sex daraus, ohne Überraschungen und neue Ideen. Haben Sie lieber öfter den Mut zum Experiment.
- Vergleichen Sie Ihre Partnerin nicht mit Ihren Ex-Geliebten. Es gibt auch so etwas wie unerwünschte Offenheit und ein

Zuviel an Information. Selbst wenn Ihre Partnerin Sie danach fragt, ist es geschickter, das als eine Art Fangfrage zu betrachten und nicht direkt darauf zu antworten.

Aber genug mit den Negativbotschaften. Kommen wir jetzt zu den Verhaltensweisen, mit denen Sie in so manchem Bett ein gern gesehener Gast sind:

- Hören Sie Ihrer Partnerin aufmerksam zu, was Ihr gefällt und was nicht, bis Sie sich sicher sind, alles verstanden zu haben. Versuchen Sie, bei Ihren erotischen Begegnungen mit dieser Frau daran zu denken. Wenn Ihnen etwas unklar ist, fragen Sie einfach nach.

- Wenn Ihnen eine neue Partnerin sagt, worauf sie steht, reagieren Sie darauf nicht mit Zeichen spontaner Ablehnung, solange Sie mit diesen Dingen niemals eigene Erfahrungen gesammelt haben. Es gibt viele Klischeevorstellungen in unseren Köpfen, die mit der Wirklichkeit wenig zu tun haben. Natürlich ist es okay, bestimmte sexuelle Praktiken nicht zu mögen, wenn man sie einmal versucht und dann gemerkt hat, dass sie einem nicht gefallen. Das sollten Sie dann auch offen äußern. Je klarer Sie sich darüber sind, was Ihnen zusagt und was nicht, und je klarer Sie das auch mitteilen können, desto schneller gelangen Sie auch zu befriedigendem Sex.

- Ermuntern Sie statt abzuwerten. Es ist immer eine heikle Sache, seiner Partnerin beizubringen, dass manche ihrer Zärtlichkeiten bei Ihnen keine große Begeisterung auslösen. Das sollten Sie ihr zwar mitteilen, aber vergessen Sie dabei die positiven Botschaften nicht. Da wir Kritik immer stärker wahrnehmen als Lob, sollten Sie mit freundlichen Worten wesentlich verschwenderischer sein als mit allem, was Ihre Liebste als Zurückweisung auffassen könnte. Und seien Sie diplomatisch, wenn immer es möglich ist. Benutzen Sie Formulierungen wie »Noch lieber hätte ich …« oder »Ich fände es sogar noch besser, wenn …«.

■ Auch im Bett einigt man sich häufig durch Verhandeln. Sie stehen nicht wirklich auf Oralsex, aber Ihre Süße fährt voll darauf ab? Vielleicht kommen Sie ja auf einen gemeinsamen Nenner, wenn Sie sich auf den Oralsex einlassen und Ihnen Ihre Partnerin dafür ausgiebig den Rücken massiert? Letzten Endes besteht Sex zu einem großen Teil aus Geben und Nehmen.

21 Warum Schwangere häufig Sperma schlucken sollten und andere wissenschaftliche Erkenntnisse

Viele Männer sind von deutlichen Veränderungen des weiblichen Körpers etwas irritiert – ob diese Veränderungen nun einmal im Monat stattfinden wie bei der Periode oder in größeren Abständen, wie sie mit einer Schwangerschaft einhergehen. Was die Monatsblutung angeht, so lässt sich das damit behaftete Tabu zurückverfolgen bis zu dem römischen Gelehrten Plinius, der in seiner *Naturalis historia* (»Naturgeschichte«) verkündete, dass Menstruationsblut jungen Wein sauer, Klingen stumpf und Hunde tollwütig mache. Entsprechende Abwertungen finden sich im Verlauf der letzten Jahrtausende in den unterschiedlichsten Kulturen. Noch heute ist einem Buch des Alten Testaments folgend orthodoxen Jüdinnen, die ihre Tage haben, sexueller Verkehr nur erlaubt, wenn sie sich zuvor durch ein rituelles Bad gereinigt haben. Und als ich zur Vorbereitung eines Artikels über dieses Thema in der *Cosmopolitan* einige meiner Freunde fragte, ob sie bereit seien, in dieser Zeit mit einer Frau ins Bett zu gehen, war die spontane Reaktion Ekel und allerlei mehr oder weniger komische Scherze. Einer meiner Freunde vertrat immerhin die These, es sei eine Ermessensfrage, bei der es darum gehe, zwischen der Menstruation einerseits und der Jugend sowie der Attraktivität der entsprechenden Frau abzuwägen.

Das Thema löst also vor allem emotionale Reaktionen aus. Aber auch rational betrachtet, ist Sex während der Periode eine Frage, bei der sich Für und Wider gegenüberstehen. Dagegen spricht beispielsweise, dass es eine wirklich unsaubere Angelegenheit werden kann. Das können Sie allerdings durch die unterschiedlichsten Methoden abmildern. Günstig ist beispielsweise eine Stellung, bei der Ihre Partnerin auf dem Rücken liegt und ihre Beine so angezogen hat, dass ihre Füße auf Ihren Schultern zu liegen kommen. Auch sollten Sie es nicht gerade auf der edelsten Bettwäsche Sex haben, sondern sich besser ein altes Handtuch unterlegen. Sie können es auch in der Badewanne tun. Außerdem könnte Ihre Partnerin eine Menstruationstasse verwenden, die das Blut in der Vagina sammelt. Manche Frauen können problemlos Spaß am Sex haben, obwohl sie einen solchen Hygieneartikel in sich tragen; für andere geht das überhaupt nicht. Trotz solcher Maßnahmen sollten Sie sich jedoch im Klaren darüber sein, dass Blut einen Übertragungsweg für Geschlechtskrankheiten darstellt und auch ganz allgemein das Infektionsrisiko bei Sex während der Periode besonders erhöht ist. Selbst Kondome stellen hier nur eine begrenzte Hilfe dar – Sie schützen damit vor allem Ihre Partnerin, nicht umgekehrt.

Es gibt allerdings auch Gründe, die dafür sprechen, dass Sie mit Ihrer Partnerin ins Bett gehen, obwohl sie ihre Tage hat. Etwa folgender: Viele, wenn nicht die allermeisten Frauen werden in diesem Zeitraum richtig scharf. Dafür gibt es mehrere Ursachen. Ihr oft sehr belastendes prämenstruelles Syndrom

(PMS) ist überwunden, aber ihr Östrogenspiegel noch sehr hoch. Ihr Unterleib ist viel besser durchblutet. Auch die Aussicht auf Sex mit gesenktem Schwangerschaftsrisiko kann verlockend sein, selbst wenn dieses Risiko auch während der Periode nicht bei null liegt. Dazu kommt, dass durch Sex die unangenehmen Menstruationskrämpfe schneller zurückgehen – die Ursache dafür ist die verstärkte Durchblutung.

Manche Frauen allerdings nimmt ihre Periode so sehr in die Mangel, dass sie auf jedes Angebot sexuellen Vergnügens dankend verzichten. In diesem Fall könnten Sie einen anderen Weg finden, Ihrer Liebsten etwas Gutes zu tun. Vielleicht will sie aber auch einfach nur in Ruhe gelassen werden.

Ähnlich schwer vorhersehbar ist die Reaktion Ihrer Partnerin im Fall einer Schwangerschaft. Mancher Frau vergeht in dieser Zeit die Lust auf Sex komplett. Es gibt für sie zu viele andere Dinge, die ihre Aufmerksamkeit beanspruchen. Manche Frauen empfinden ihren Körper als unförmig und somit wenig erotisch; zudem rauben die typische Schwangerschaftsbeschwerden wie Übelkeit, Müdigkeit, Rückenschmerzen oder Krämpfe in den Beinen ihnen jede Lust. Viele Frauen werden aber in dieser Phase besonders triebig. Dafür sorgen ihr erhöhter Östrogenspiegel, ihr neues Körpergefühl, ihr stärkeres Gefühl der Verbundenheit mit ihrem Partner und dass jetzt keine Notwendigkeit zur Verhütung mehr besteht. Die Sexualmedizinerin Sandra Margot beschrieb diese Zeit deshalb als einen »fast neun Monate langen Zustand vororgasmischer Wonne«. Und wenn im zweiten Drittel der Schwangerschaft das Gewebe der Vagina angeschwollen ist, bedeutet das vielfach eine stärkere Erregung und einen stärkeren Orgasmus, den eine Frau noch dazu leichter erlangt. Viele Frauen erleben ihren ersten intervaginalen Orgasmus während ihrer Schwangerschaft; andere haben in dieser Phase erstmals mehrere Orgasmen direkt hintereinander.

Wie es um das Thema Sex in der Schwangerschaft steht, hängt vor allem davon ab, in welchem Schwangerschaftsdrittel sich Ihre Partnerin befindet. Im ersten Drittel sind Symptome wie Übelkeit häufig besonders stark, was erotische Gedanken oft gar nicht erst aufkommen lässt. Auch sind die Brüste Ihrer Partnerin in dieser Phase vielleicht derart empfindlich, dass Sie besonders sanft sein sollten.

Im zweiten Schwangerschaftsdrittel hat sich Ihre Partnerin vermutlich an die hormonellen Umstellungen und die anderen körperlichen Veränderungen gewöhnt. Ihre zurückkehrende Energie und der verstärkte Blutfluss in ihre Vagina könnten bei Ihr die Lust auf Sex wieder verstärken. Allerdings lässt ihr wachsender Bauchumfang so manche sexuelle Stellung ungemütlich werden. Nach dem vierten Monat sollten Sie auf die Missionarsstellung am besten verzichten, damit die Arterie, die das Blut zum Fötus transportiert, nicht abgedrückt wird. Besser ist es, wenn Sie von hinten eindringen, etwa indem Sie und Ihre Partnerin auf der Seite liegen. Ab dem fünften Monat sind Stellungen ungünstig, bei denen Ihre Frau auf Ihnen sitzt, da dann bei ihr ein zu großes Risiko für Hüft- oder Knieschäden besteht.

Im letzten Drittel ihrer Schwangerschaft fühlen sich viele Frauen so aufgebläht und sind oft so müde, dass ihnen jeder Gedanke auf Sex vergeht. Häufig konzentriert sich ein Großteil ihres Denkens auf die bevorstehende Geburt. Jetzt kann es gut sein, dass sie ein Eindringen als sehr unangenehm empfindet. Womöglich beginnt ihre Scheide danach sogar leicht zu bluten. Vielleicht müssen Sie sich in dieser Zeit einfach auf Knutschen und Knuddeln beschränken, wenn Sie Ihrer Liebsten nahe sein wollen.

In den ersten beiden Dritteln der Schwangerschaft stellt Geschlechtsverkehr keine Gefahr für den Fötus dar. Dieser liegt durch die Gebärmutter und die Fruchtblase gut geschützt. Sie können mit der Spitze Ihres Penis den Gebärmutterhals nicht mehr erreichen – allenfalls können Ihre Stöße und die dadurch im Körper Ihrer Liebsten ausgelösten Reaktionen wie eine leichte Massage wirken und dem Baby guttun. Was allerdings die Frage nach Sex im letzten Drittel der Schwangerschaft angeht, liegen derzeit unterschiedliche Studien vor. In den einen heißt es, Sex in den letzten Wochen steigere das Risiko einer Frühgeburt, da der Orgasmus Ihrer Partnerin Wehen auslösen könnte. Andere Untersuchungen gelangten zu dem Ergebnis, das Risiko einer frühen Niederkunft werde durch Schwangerschaftssex gesenkt. Konkret bedeutet das für Sie, dass Sie sich wegen Ratschlägen, die speziell auf Ihre Partnerin zugeschnitten sind, an ihren Arzt wenden sollten. Unter bestimmten Umständen – etwa wenn Ihre Partnerin schon einmal eine Fehlgeburt hatte – wird er Ihnen von Sex in dieser Phase abraten.

Es gibt noch einige weitere wissenswerte Dinge, was Sex während der Schwangerschaft angeht. So sind der Geschmacks- und der Geruchssinn Ihrer Partnerin durch die hormonelle Umstellung arg durcheinandergebracht. Wir alle kennen das durch den überraschenden Heißhunger auf die verschiedensten Speisen, den Schwangere häufig entwickeln. Für Ihre erotischen Aktivitäten kann das beispielsweise bedeuten, dass Ihre Partnerin beim Oralsex jetzt auf einmal würgen muss. Wenn sie mit Oralsex jedoch gut zurechtkommt, dann ist Ihre Schwangerschaft ein Zeitraum, in dem sie definitiv Ihr Sperma schlucken sollte. Auf diese Weise gewöhnt sich ihr Körper nämlich schneller an Ihre DNS und das Risiko sinkt, dass Immunstörungen entstehen oder ihr Körper gar den entstehenden Fötus als »fremdes Gewebe« wahrnimmt und abstößt. Deshalb empfiehlt etwa die sexualmedizinische Fachzeitschrift *Journal of Reproductive Immunology* – auch wenn es kurios klingt – eine »orale Verabreichung von Sperma und dessen Aufnahme im Magen«. Vermutlich sollte dieser Vorgang so regelmäßig wie möglich erfolgen.

Eine Schwangerschaft beeinflusst die Scheidenfeuchtigkeit von Frauen unterschiedlich. Manche Frauen müssen mehrmals am Tag ihre Unterwäsche wechseln, andere bleiben auch nach stundenlangem Vorspiel trocken. Wenn bei Ihrer Partnerin letzteres der Fall ist, sollten Sie beim Sex ein auf Wasser (statt auf Fett) basierendes Gleitmittel verwenden.

Verzichten Sie darauf, in die Scheide oder den Hintern Ihrer schwangeren Partnerin Sexspielzeug einzuführen. Das Infektionsrisiko ist in diesem Zeitraum besonders hoch, und vor allem größeres Spielzeug kann jetzt vaginales Gewebe leicht zerstören. Generell sind beim Sex in der Schwangerschaft Sauberkeit und Safer Sex ein Muss, um Infektionen zu vermeiden.

Die Schwangerschaft ihrer Partnerin führt bei manchen Männern zu einer frühzeitigen Ejakulation und zu Erektionsstörungen – schließlich ist das auch für uns Männer eine völlig neue Erfahrung, die uns seelisch ein wenig durcheinanderbringt. Das kann besonders dann vorkommen, wenn Männer beim Sex erstmals fühlen, wie sich der Fötus im Mutterleib bewegt. Manche Männer fürchten auch, dass sie durch das Baby ersetzt werden, was Zuwendungen seitens ihrer Partnerin angeht, und das wirkt sich auf ihre Libido aus. Solche Störungen gehen aber in den allermeisten Fällen schnell vorüber.

Wenn Seelen aufeinandertreffen

22 Erotisches Kopfkino: Die Freuden der Phantasie

In meinem Ratgeber *Romantischer Sex* stelle ich die unterschiedlichsten erotischen Rollenspiele vor, die zwei (oder mehr) Partner miteinander durchführen können: Gangster und Gangsterbraut, Liebespiraten der Karibik, Strangers in the night, Geisha, orientalischer Liebestempel und andere mehr. Woher kommt unsere Leidenschaft für solche phantasievollen Arrangements? Sind einige von uns im Herzen Kinder geblieben? Ist es derselbe Reiz wie beim Kostümieren im Karneval?

Das mag sein, aber wenn es auf der sexuellen Ebene stattfindet, ist es noch etwas mehr. Erotische Phantasien auszuagieren bietet uns die Möglichkeit, mit sexuellen Wünschen und Bedürfnissen zu experimentieren, die wir nur schwach in uns spüren. Oder von denen wir vielleicht nur einmal gelesen haben, was uns aber ein wenig neugierig darauf gemacht hat, wie es wohl wäre, wenn …?

Vielleicht entdecken wir im Schutz solcher Phantasien, dass uns bestimmte Dinge mehr Spaß machen, als wir zuvor dachten. Vielleicht finden wir aber auch heraus, dass die Umsetzung mancher erotischen Träume in der rauhen Wirklichkeit enttäuschend ausfällt. Bei Sex im Wald sind Sie viel zu nervös, weil Sie ständig befürchten, gesehen zu werden, und Sex am Strand stellt sich wegen all des Sandes vor allem als ungemütlich heraus. Von einer strengen Herrin gefesselt zu werden, ihr auf Knien dienen oder die Nacht in einem Käfig verbringen zu müssen ist der Stoff so mancher erotischen Geschichte. Versucht man das aber selbst, stellt man fest, wie schnell einem Knie wehtun können, Fesseln die Zirkulation abschneiden, und nach der ersten halben Stunde im Käfig beginnt man vor Langeweile die Gitterstäbe anzunagen. Aber dafür hat man seine eigenen Grenzen wieder etwas besser kennengelernt – und das, was einem gefallen hat, kann man ja in der einen oder anderen Form öfter mal in seinen Sex mit dem Partner einfließen lassen.

Jedenfalls gehört man mit einer Neigung zu erotischen Träumen keiner Minderheit an: Einer Studie des renommierten Kinsey-Institutes zufolge geben sich mehr als 70 Prozent aller Frauen und Männer beim Sex mit dem Partner ihren Phantasien hin. Dabei bedeutet von etwas zu phantasieren oft alles andere, als es auch in der Realität erleben zu wollen. Viele Menschen sind beim Sex mit dem Partner in Gedanken bei einem ganz anderen Menschen, der sie kürzlich erregt hat, aber deswegen möchten sie ihrem Liebsten noch lange nicht untreu werden.

Noch bezeichnender sind die vieldiskutierten Vergewaltigungsphantasien, die viele Frauen haben und die keineswegs auf die Sehnsucht nach einer echten brutalen Vergewaltigung hindeuten – sondern eher für den Wunsch nach völliger Hingabe stehen, nach Kontrollverlust oder danach, so unwiderstehlich zu sein, dass sich ein Mann nicht länger beherrschen kann. So sind Phantasien wie die Träume im Schlaf häufig auch kleine Rätselgeschichten, deren emotionale Bedeutung erst einmal entschlüsselt werden muss. Die liebsten erotischen Phantasien seines Partners zu erfahren stellt insofern einen verlockenden Weg dafür dar, verborgene Seiten seines innersten Wesens zu entdecken und so eine völlig neue Form von Intimität mit ihm aufzubauen.

Die positive Auswirkung eines solchen Kopfkinos auf die eigene Sexualität sollte man nicht unterschätzen. So fand der

Sexualforscher Harold Leitenberg von der Universität von Vermont heraus, dass Menschen, die sich besonders häufig erotischen Phantasien hingeben, mehr Sex, mehr Orgasmen und eine größere Bandbreite sexueller Aktivitäten genießen als Leute, die keine solchen Tagträume pflegen. Und Ihre Partnerin sollten Sie vielleicht dazu ermuntern, sich Lektüre zu beschaffen, die dieses Kopfkino in Gang setzt. Die Professorin für Verhaltensforschung Claire Coles von der amerikanischen Emory Medical School ermittelte, dass Frauen, die erotische Romanzen lesen, zweimal so häufig Sex haben wie andere Frauen.

Darüber hinaus sind die folgenden Ratschläge hilfreich, wenn es um erotische Phantasien geht:

- Teilen Sie Ihrer Partnerin nur diejenigen Ihrer Phantasien mit, von denen Sie glauben, dass sie gut damit umgehen kann; je nach ihrem Naturell sollten Sie die heiklen für sich behalten. Fangen Sie auch nicht gleich mit den wildesten Phantasien an. Machen Sie Ihrer Partnerin auch klar, dass es sich lediglich um Phantasien handelt und nicht um Vorschläge, was Sie beide nächstes Wochenende unternehmen sollten.

- Rechnen Sie damit, dass Ihre Partnerin auf Ihre Eröffnungen reagiert, indem sie mit ihren eigenen erotischen Phantasien herausrückt. Seien Sie darauf vorbereitet, so dass Sie damit so umgehen können, wie Sie es andersherum erwarten: Lachen Sie Ihre Partnerin also nicht aus, und vermeiden Sie auch andere Signale, denen Ihre Liebste entnehmen könnte, dass Sie ihre Phantasien für merkwürdig oder »pervers« halten. Vielleicht möchten Sie einander auch versprechen, keine solchen Abwertungen zu äußern, bevor Sie über Ihre Phantasien sprechen.

- Eine Möglichkeit, Phantasien zur Sprache zu bringen, besteht in dem Spiel »Wahrheit oder Pflicht«, wobei Sie und

Ihre Partnerin sich abwechselnd entscheiden müssen, entweder mit einem Ihrer intimen Erotikträume herauszurücken oder Ihrem Partner einen Liebesdienst zu erweisen.

- Während eine Phantasie zu haben nicht zwangsläufig bedeutet, dass Sie sie auch in die Tat umsetzen möchten, kann das Sprechen über solche Phantasien solche Abenteuer vorbereiten. Sie können dabei herausfinden, wie Ihre Partnerin auf eine bestimmte Vorstellung reagiert, und wenn diese Reaktion aufgeschlossen ausfällt, darauf zurückkommen und überlegen, wie es wohl wäre, wenn Sie beide wirklich mal …

- Sie können aber auch durch das Kopfkino an sich zu sexueller Erfüllung gelangen: Schildern Sie sehr ausführlich eine erotische Phantasie, von der Sie wissen, dass sie auch Ihre Partnerin scharf findet, während sie sich dabei bis zum Höhepunkt befriedigt. Danach tauschen Sie die Rollen.

- Ähnlich anregend kann es sein, wenn Sie mit dem Erzählen einer erotischen Geschichte beginnen, dann irgendwann abbrechen, Ihre Partnerin übernimmt, bis Sie wieder an der Reihe sind – und so wechseln Sie einander dabei ab. Wer als erstes seinen sich dabei befriedigenden Partner mit seinen Einfällen zum Orgasmus gebracht hat, hat gewonnen und erhält eine zärtliche und vielleicht ebenso phantasievolle Belohnung.

23 Seitensprung: Die programmierte Katastrophe?

Nichts trägt zuverlässiger zu einer Flaute im Bett bei wie mangelnder Respekt und Vertrauensbrüche. Deshalb gehört selbstverständlich auch das Thema Seitensprung in dieses Buch. Dabei könnte ich mich ganz kurz fassen, wenn Sie selbst Entsprechendes erwägen: Tun Sie es nicht! Die damit verbundenen Unehrlichkeiten, Verletzungen und Beziehungskrisen sind den Spaß nicht wert. Ausführlicher soll es in diesem Kapitel um das Risiko gehen, dass Sie selbst das Opfer der Untreue Ihrer Partnerin werden könnten.

Auch bei diesem Thema treffen wir wieder auf die üblichen Klischees, in denen Frauen als das treue und Männer als das untreue Geschlecht gezeichnet werden. Wie so oft, wenn es der Zeitgeist so haben will, gibt es Versuche, solche Vorurteile mit pseudowissenschaftlichen Theorien zu stützen: etwa dass Männer evolutionsbiologisch quasi dazu gezwungen seien, ihren Samen möglichst weit zu verstreuen, während Frauen ihre Aufgabe der Kindesbehütung zur Treue verpflichte. Ich habe diesen Unsinn in anderen Büchern ausführlich widerlegt und will das hier nicht wiederholen.

Denn der ausschlaggebende Fakt ist, dass die Zahlen dagegensprechen: 44,5 Prozent aller Frauen suchen gezielt nach Affären, berichtet Julia Onken in ihrem Report *Die Kirschen in Nachbars Garten*. Die passende Lektüre finden sie in Ratgebern wie *Wer hat Angst vorm Seitensprung? Gebrauchsanleitung für erotische Abenteuer* von Anne Küsters und Karin-Sarah Reichelt oder *Ich habe einen Liebhaber: Die Gebrauchsanweisung* von Martina Rellin. Rellins diverse Bücher zur Anregung fremdgehender Frauen wurden prompt Bestseller; nicht minder erfolgreich ist Gaby Hauptmann mit Titeln wie *Ein Liebhaber zuviel ist noch zuwenig*. Kaum bekannte Geheimtipps bleiben hingegen Bücher wie *Schuld sind immer die anderen!* von der Paar- und Traumatherapeutin Astrid von Friesen. Die Autorin setzt sich in ihrem Buch mit dem Leiden der Männer auseinander, deren Geschichten sie in ihrer therapeutischen Praxis kennengelernt hat: Männer, die sich gezwungen sehen, die Affären ihrer Frauen zu tolerieren – ihre Partnerin in manchen Fällen sogar zu den Dates zu fahren und im Wagen zu warten –, weil sie befürchten, andernfalls ihre eigenen Kinder ihr Leben lang nicht wiederzusehen. Das Schicksal ausgegrenzter Väter und die Allmacht der Mütter, wenn es hierzulande um Sorgerecht und Umgang geht, sind inzwischen nur allzu gut bekannt.

In der Mehrzahl bekommt ein Mann von den Fehltritten seiner Partnerin allerdings kaum etwas mit. »Der größte Unterschied zwischen den Geschlechtern besteht darin, dass Frauen sehr viel besser darin sind, ihre Affären geheimzuhalten«, weiß Dr. David Holmes, Psychologe an der Manchester Metropolitan University. Gleichzeitig gingen sie öfter fremd als je zuvor: »Wenn man sich Vaterschaftsstudien anschaut, zeigen selbst konservative Zahlen, dass zwischen acht und 15 Prozent der Kinder nicht von dem Mann gezeugt wurden, der sich für den biologischen Vater hält.« Immer mehr Männer versuchten, sich mittels privater Vaterschaftstest Gewissheit zu verschaffen – aber dem schob Justizministerin Zypries hierzulande schnell einen Riegel vor. Seitdem braucht ein Mann, der sichergehen will, nicht die Kinder eines fremden Mannes großzuziehen, für einen solchen Test die Einwilligung der Mutter oder eines Gerichtes.

Zu interessanten Erkenntnissen über Häufigkeit und Hintergründe von Seitensprüngen gelangte auch die amerikanische Professorin für Geschlechterstudien Susan Shapiro Barash, die Frauen mit unterschiedlichem Alter, beruflichen Hintergrund und ethnischer Zugehörigkeit nach ihren Motiven befragte. Das Ergebnis: Sechs von zehn Frauen seien wenigstens einmal in ihrer Ehe fremdgegangen. Und praktisch alle Frauen berichteten, sie hätten ihren Partner betrogen, weil sie das Vergnügen und den Nervenkitzel ihrer geheimen Affäre genießen wollten. Schuldgefühle, darin stimmte die Psychologin Shirley Glass aus Baltimore Barash zu, gebe es bei den betreffenden Frauen eher selten. Und je mehr diese Frauen über eine eigene Karriere und finanzielle Ressourcen verfügten, desto risikofreudiger wurden sie: »Wenn es ihr Partner herausfindet, können sie leicht auf eigenen Beinen stehen.«

Wie kann man nun herausfinden, ob die Frau, mit der man es zu tun hat, eher zur treuen oder eher zur tendenziell untreuen Sorte gehört? Die Frage mag sich seltsam anhören, aber es gibt durchaus einige Anhaltspunkte. So ist den Evolutionspsychologen Todd Shackelford und David Buss zufolge bei drei Gruppen besondere Vorsicht geboten:

- An erster Stelle stehen die Narzisstinnen. Dieser Typ Frau wirkt eigentlich überaus anziehend: Narzisstinnen flirten gerne, sind oft der Mittelpunkt jeder Party und verhalten sich sexuell nicht gerade abweisend. Letzteres ist aber oft das Problem. Dazu kommt, dass Narzisstinnen oft dermaßen egozentrisch nur um ihre eigenen Bedürfnisse kreisen, dass dies gegenüber ihren Mitmenschen zu einer gewissen Skrupellosigkeit führt.

- Dann gibt es Frauen, die einfach wenig gewissenhaft sind. Im Kleinen merkt man das daran, dass sie unpünktlich und vergesslich sind – im Großen daran, dass sie schon mal im falschen Bett landen. Ihre innere Kontrollinstanz ist nur schwach ausgeprägt. Stattdessen lassen sie sich stark von ihren aktuellen Launen und Bedürfnissen leiten und vernachlässigen die Folgen, die das für alle Beteiligten hat.

- Einen noch stärkeren Mangel an Impulskontrolle weisen psychotische Frauen auf. Sie denken bei vielen ihrer Handlungen überhaupt nicht mehr an die Konsequenzen. Da sie oft sehr leidenschaftlich sind, können auch sie auf viele Männer anziehend wirken – vor allem auf jene, denen das Drama in ihrem Leben fehlt.

Es gibt einige weitere Erkenntnisse hinsichtlich Risikofaktoren für Untreue. So ergab eine Studie, für die 2500 Männern und Frauen befragt worden waren und die im *Journal of Marriage and Family* veröffentlicht wurde, dass jede Person, mit der jemand vor der Heirat geschlafen hat, das Risiko seines Fremdgehens um ein Prozent erhöht. Und einer in der Fachzeitschrift *Archives of Sexual Behavior* publizierten Untersuchung zufolge, war es bei Paaren, in denen sich einer der beiden Partner als klar attraktiver als der andere betrachtete, wahrscheinlicher, dass er eine Affäre einging.

Auch das deutsche paartherapeutische Projekt Theratalk führte zum Thema Seitensprung eine Untersuchung durch, an der 2601 untreue Männer und Frauen teilnahmen. Sie gelangte zu dem Ergebnis, dass 85 Prozent der untreuen Frauen fremdgingen, weil sie mit der Sexualität in ihrer Partnerschaft unzufrieden waren. Der Anteil der sexuell Zufriedenen, die einen Seitensprung wagten, war dagegen gering. Seiner Partnerin immer wieder Liebe und Zuneigung zu zeigen scheint sie demnach am effektivsten vom Fremdgehen abzuhalten.

Die Theratalk-Forscher richteten ihre wissenschaftliche Neugier indes auf eine weitere Frage: Unter welchen Folgen leiden Menschen, die von einem Seitensprung ihres Partners erfahren haben? Dabei bestätigte sich die Vermutung, dass die Betrogenen häufig unter Symptomen leiden, die denen einer posttraumatischen Belastungsstörung ähneln – einer Störung, die normalerweise nach so belastenden Erlebnissen wie einem Überfall, einer Vergewaltigung, einer Misshandlung oder Kriegserlebnissen entsteht. Sie zeichnet sich durch unvermittelt wiederkehrende Erinnerungen an das Ereignis aus, durch ein Vermeidungsverhalten (man geht zum Beispiel Situationen, Orten oder Menschen aus dem Weg, die Erinnerungen an das Trauma wachrufen) sowie durch erhöhte Erregung – hier im negativen Sinne, wie sie etwa durch starke Reizbarkeit oder Wutausbrüche zum Ausdruck kommt. Diese traumatisierende Wirkung von Seitensprüngen ist einer der Gründe, warum ich Ihnen zu Beginn des Kapitels mit Nachdruck davon abgeraten habe.

Was können Sie tun, wenn Sie herausfinden oder vermuten, dass Ihre Partnerin eine Affäre hat? Es ist verständlich, dass Sie ein solcher Verdacht dazu drängt, ihr hinterherzuschnüffeln und etwa heimlich ihre E-Mails oder Anrufe durchzugehen. Allerdings schadet eine solche Phase des Argwohns, in der jeder dem anderen misstraut und Heimlichkeiten vor ihm hat, einer Partnerschaft sehr. Besser ist es, Sie bitten Ihre Partnerin direkt darum, Ihnen die Wahrheit zu sagen. Einer Studie zufolge leugneten 84 Prozent aller fremdgehenden Partner anfangs ihren Seitensprung; aber 96 Prozent legten schließlich doch die Karten auf den Tisch.

Sollte sich Ihr Verdacht bestätigen, treffen Sie besser keine drastischen Entscheidungen, solange Sie sich noch im Schockzustand befinden. Es ist möglich, dass Sie sich zu Kurzschlussreaktionen hinreißen lassen, die nur schwer wieder rückgängig zu machen sind. Vernünftiger ist es, sich – sobald das erste Gefühlschaos überstanden ist – Gedanken darüber zu machen, was zu dieser Situation geführt haben mag und wie Sie damit umgehen können. Gab es tieferliegende Gründe für diese Affäre? Welche? Können Sie diese Ursachen beseitigen? Hatte Ihre Partnerin ein bestimmtes sexuelles oder emotionales Bedürfnis, das ihr Lover erfüllte, das Sie aber genauso gut selbst hätten erfüllen können? Ist Ihnen die Beziehung zu Ihrer Partnerin wertvoll genug, sie trotz dieses Betruges aufrechtzuerhalten? Was wäre dafür notwendig – von Ihnen oder von Ihrer Partnerin? Sollten bestimmte Vereinbarungen getroffen werden?

Überlegen Sie auch, ob Sie sich auf Geschlechtskrankheiten testen lassen möchten und auch Ihre Partnerin dazu auffordern wollen.

Erfragen Sie von Ihrer Partnerin alles, was Sie glauben wissen zu müssen. Wenn Ihnen das gelingt, ohne sie anzugreifen, ist die Chance größer, brauchbare Antworten zu erhalten. Sobald Sie ihr Vorwürfe machen – so verständlich das ist –, dürfte sie sich eher hinter Gegenvorwürfen und Rechtfertigungsversuchen verschanzen. Wenn Sie sich nach den erhaltenen Informationen allerdings nur noch mieser fühlen als zuvor, sollten Sie vielleicht auf weitere Fragen verzichten.

Ihre Partnerin sollte die Verantwortung für die Verletzungen dafür übernehmen, die sie bei Ihnen angerichtet hat. Sie sollte also bereit sein, aktiv daran mitzuwirken, dass Sie sich von diesem Schlag erholen. Beispielsweise könnten Sie in Zukunft das Recht einfordern, jederzeit zu wissen, wo sich Ihre Partnerin gerade aufhält. Vor einer Affäre würde ich argumentieren, dass eine solche Überwachung demütigend ist und nicht zu dem Vertrauen beiträgt, das die Grundlage einer Partnerschaft sein sollte. Nach einer Affäre ist dieses Vertrauen bereits gestört, und Ihre Partnerin ist in der Bringschuld, es so weit es geht wieder zu reparieren.

Es ist möglich, dass sich der Schock und die in Ihnen aufgewühlten Gefühle auch körperlich niederschlagen, etwa durch Übelkeit, Magen-Darm-Probleme, Schlaf- und andere Befindlichkeitsstörungen. Versuchen Sie zum Ausgleich, andere Belastungen herunterzufahren, sich mehr zu bewegen, vernünftig zu essen und zu trinken sowie sich generell ein bisschen mehr als sonst zu verwöhnen. Wenn Ihnen die posttraumatische Belastung zu viel wird, sprechen Sie mit Ihrem Arzt, der Ihnen beispielsweise übergangshalber ein ausgleichendes Medikament verschreiben kann.

Jeder Mensch verarbeitet starke negative Gefühle unterschiedlich. Der eine lenkt sich ab, indem er gute Freunde besucht oder ins Kino geht, der andere muss diese Gefühle durch traurige Musik oder Niederschreiben so bewusst wie möglich in sich aufkommen lassen, damit er sie verarbeiten kann. Sie müssen selbst herausfinden, was Ihnen am besten tut. Wenn Sie mit der Situation alleine nicht klarkommen, ist eine professionelle Partnerschaftsberatung immer eine Überlegung wert.

Falls der Extremfall eintritt und eine Scheidung unausweichlich scheint, machen Sie sich so umfassend wie möglich kundig, bevor Sie entsprechende Schritte ergreifen. Dabei können Sie sich von einem Juristen ebenso beraten lassen wie von engagierten Betroffenengruppen wie dem Väteraufbruch für Kinder (VAfK).

24 Wie Mann sexuelle Gewalt vermeidet und bewältigt

Eines der zentralen Anliegen in vielen meiner Bücher ist die Bekämpfung sexueller Gewalt. In diesem Kapitel soll es darum gehen, wie Sie erstens vermeiden können, selbst zum Täter zu werden, und wie Sie sich zweitens gegenüber einer Frau verhalten sollten, die Opfer sexueller Gewalt geworden ist.

Vielleicht finden Sie die erste dieser beiden Fragen etwas seltsam. Sind übergriffige Männer nicht samt und sonders Kriminelle oder Triebtäter, die sich durch die Lektüre von Ratgebern kaum von weiteren Vergehen abbringen lassen? Das trifft auf brutale Serienvergewaltiger durchaus zu. Allerdings gibt es hier auch eine Art Grauzone, einen Grenzbereich zwischen brutaler Vergewaltigung und einvernehmlichem Sex. Um das zu verdeutlichen, möchte ich nur einmal die Erkenntnisse zitieren, die die Autoren des Buches *Sexwende* erhielten, als sie Männer und Frauen nach solchen Erlebnissen befragten. Dabei zeigte sich: 22 Prozent aller befragten Frauen berichteten, in ihrem Leben schon einmal sexuell genötigt worden zu sein, aber nur drei Prozent der Männer erklärten, schon einmal eine Frau zu sexuellen Handlungen gezwungen zu haben. Klar, wird man sich zunächst denken, die meisten Täter dürften über solche Übergriffe nicht freimütig berichten. Diese Annahme weisen die Verfasser der Studie jedoch mit Nachdruck zurück: »Allen Anzeichen nach haben die Befragten auch die heikelsten Fragen ehrlich beantwortet, und jede Probe, die wir machten, hat uns bestätigt, dass die Abweichung, wenn überhaupt, nur sehr gering sein kann.« Auch die ebenfalls naheliegende Vermutung, jeder dieser Männer sei dann eben über etwa sieben Frauen hergefallen, womit drei Prozent Täter zu 22 Prozent Opfern führen, wurde zunächst erwogen, dann aber verworfen: »Dieser Auslegung widersprechen die Angaben der Frauen, dass die Männer, die sie zu etwas zwangen, keine schnellen sexuellen Affären waren, sondern geliebte Partner und Ehemänner.« Zuletzt blieb den Forschern als letzte verbleibende Erklärung: Die meisten Männer, die eine Frau sexuell nötigten, seien sich nicht bewusst gewesen, dass diese ihr Verhalten als Zwang erlebte.

Die Klischeevorstellung vom Vergewaltiger, der in den Büschen lauert, hat in den meisten Fällen nichts mit der Wirklichkeit zu tun. Stattdessen kommt es leider immer wieder vor, dass ganz normale Männer Signale missverstehen, Widerstände übergehen oder schlicht von ihrer Erregung überwältigt werden. An diese Durchschnittsmänner, nicht an die brutalen Psychopathen, richten sich die folgenden Ratschläge. Was können Sie tun, um eigene sexuelle Übergriffe zu vermeiden?

- Gehen Sie nicht automatisch davon aus, dass eine Frau, die sich verführerisch kleidet und viel flirtet, auf Sex aus ist. Je stärker sich in Ihnen eine unbegründete Erwartungshaltung aufbaut, desto größer werden schließlich der Frust und womöglich die Wut. Wenn die Frau ihres Interesses immer wieder stark unterschiedliche Signale sendet – etwa wechselweise Annäherungen und Zurückweisungen –, bitten Sie sie um eine eindeutige Ansage.

- Legen Sie in möglicherweise missverständlichen Situationen Wert auf eine klare Kommunikation. Sagen Sie, was Sie wollen, und hören Sie der Frau Ihres Interesses aufmerksam genug zu, um zu erkennen, was sie will. Eine solche Kommunikation können Sie erleichtern, wenn Sie auf den Konsum von Unmengen an Alkohol verzichten.

- Versuchen Sie nicht, die wahren Gedanken einer Frau zu lesen. Ja, es gibt viele Frauen, die »nein« sagen, weil sie nur unsicher sind, weil sie das Begehren eines Mannes mit etwas Widerstand anheizen wollen und aus verschiedenen anderen Gründen. Dieses Risiko können Sie aber nicht eingehen. Wenn eine Frau »nein« sagt, müssen Sie das als ein Nein gelten lassen. Wenn es ein »taktisches Nein« war, sollte sich die betreffende Lady in Zukunft eben klarer ausdrücken.

- Lassen Sie sich – beispielsweise von Ihren Kumpels – nicht unter Gruppendruck setzen. Es ist völlig in Ordnung, wenn Sie es bei einer Frau nicht unter das Höschen schaffen. Die meisten Männer finden, sobald sie wieder nüchtern oder etwas erwachsener sind, solchen Gruppendruck idiotisch.

- Betrachten Sie es nicht als Zurückweisung Ihrer ganzen Person, wenn eine Frau nicht mit Ihnen ins Bett gehen möchte. Ich weiß, das ist schwer. Aber es gibt viele, ganz unterschiedliche Gründe, warum eine Frau in einer bestimmten Situation keinen Sex haben möchte – das sollten Sie nicht zwangsläufig als schwere Kränkung interpretieren.

- Es ist okay, wenn Sie eine Frau versuchen zu verführen – beispielsweise durch Komplimente, klug gewählte Worte oder geschicktes Verhandeln. Weniger okay ist alles, was in betrügerischer Absicht geschieht, beispielsweise das Vortäuschen tiefer Gefühle, die Sie in Wahrheit nicht empfinden. Eine Frau, bei der Sie so etwas abziehen, wird sich vielleicht nicht vergewaltigt fühlen, wohl aber benutzt und als Mensch nicht ernst genommen. Auch das kann zu Verbitterung, Wut oder Depressionen führen.

Diese Regeln sind übersichtlich und nachvollziehbar, weshalb Millionen von Männern sie Tag für Tag problemlos beherzigen. Heikler ist es schon, wenn man plötzlich in die Lage gerät, dass die eigene Partnerin Opfer einer sexuellen Gewalttat wurde. Wie lange eine Frau benötigt, um sich davon zu erholen, hängt außer von ihrem eigenen Umgang mit dieser Extremsituation vor allem davon ab, welche Form von Unterstützung sie von denen erhält, die ihr nahestehen. Eben diese Menschen sind aber nach solch einem Ereignis oft selbst emotional aufgewühlt, was es ihnen schwer macht, der Fels in der Brandung zu sein und Stärke sowie Unterstützung anzubieten. Darüber hinaus wissen sie oft gar nicht, wie sie sich in einer solchen Situation verhalten sollten. Bieten Sie Ihrer Partnerin oder Freundin an, dass sie mit Ihnen über den Vorfall sprechen kann, wenn immer *sie* das möchte. Es kann auch sein, dass sie überhaupt nicht darüber reden will – oder zumindest nicht mit Ihnen, weshalb auch immer. Vielleicht möchte sie Sie nicht belasten, womöglich möchte sie diese Erfahrung lieber abhaken und gar nicht mehr daran denken. Es kann die unterschiedlichsten Gründe geben, und Sie sollten sie akzeptieren. Auch mit konkreten Ratschlägen, insbesondere in bestimmendem Tonfall (»Du musst das Schwein unbedingt anzeigen!«), sollten Sie sich besser zurückhalten. Das üble Erlebnis Ihrer Freundin bestand ja gerade darin, dass sich ein Mann über ihren Willen hinweggesetzt hat – das sollten Sie besser nicht wiederholen. Sie können verschiedene Vorschläge machen und Ihre Hilfe oder Begleitung (zur Polizei, zu einer Beratungsstelle) anbieten, aber entscheiden sollte sich die betroffene Frau allein. Ihre Partnerin muss wissen, dass ihre Grenzen jetzt wieder ernst genommen werden und sie die Kontrolle zurückgewonnen hat.

Ihre Rolle besteht darin, Ihre Partnerin zu unterstützen und nicht wie ein Richter darüber zu urteilen, ob sie eine Berechtigung dafür hat, so seelisch erschüttert und verletzt zu sein, wie sie ist – auch wenn Sie selbst zum Beispiel nicht nachvollziehen können, dass ein bestimmter Vorfall derart traumatisierend war. Jeder Mensch fühlt und reagiert unterschiedlich und hat ein Recht auf seine individuellen Empfindungen. Auch Vorwürfe und anklagende Fragen, wie Ihre Partnerin überhaupt in diese Situation geraten konnte, sollten Sie besser vermeiden. Vermutlich zermartert sie sich ohnehin schon mit Vorwürfen das Gehirn und geht im Geiste immer wieder durch, was sie wann falsch gemacht haben könnte. Was ihr eher helfen dürfte, ist Anerkennung – zum Beispiel dafür, wie sie aus der Situation herausgekommen ist oder wie sie jetzt damit umgeht.

Es kann sein, dass Ihre Partnerin das entstandene Trauma auf eine Weise zu bewältigen versucht, die Sie verstört oder ärgert. Vielleicht wehrt sie zärtliche Berührungen auch von Ihnen erst einmal eine Zeit lang ab. Vielleicht überträgt sie die Wut, die sie gegenüber dem Täter empfindet, unbewusst auf Sie und klagt darüber, dass sie sich von Ihnen nicht richtig verstanden fühlt oder Sie ihr nicht richtig helfen können. Sie können ihr mitteilen, was Sie fühlen, aber das sollte nicht in (Gegen-)Vorwürfe ausarten. Auch hier gilt: Ärgern Sie sich nicht über das Opfer, sondern über den Täter, der den ganzen Mist angerichtet hat.

Während es sein kann, dass Ihre Partnerin als Folge Ihres Erlebnisses auch Ihre sexuellen Annäherungsversuche erst einmal abwehrt, sollten Sie solche Versuche nicht von sich aus in vorauseilendem Entgegenkommen unterlassen. Damit können Sie bei Ihrer Partnerin beispielsweise das Gefühl erwecken, dass sie Sie nach diesem Erlebnis abstößt. Sagen Sie ihr besser, was Sie gerne möchten, wobei Sie ihr aber auch zeigen können, dass Sie Verständnis dafür haben, wenn sie noch nicht so weit ist. Beispielsweise könnten Sie sie fragen: »Wollen wir miteinander knuddeln, oder ist dir das noch zu früh?« Sie sollte spüren, dass Sie sie immer noch begehrenswert und attraktiv finden und gerne wieder mit ihr schlafen würden, sie aber nicht unter Druck setzen, sondern ihr die Zeit lassen möchten, die sie braucht. Besprechen Sie mit ihr, bei welchen sexuellen Aktivitäten sie sich noch wohl fühlt und welche sie zunächst lieber vermeiden möchte, weil sie sie zu sehr an die Tat erinnern. Rechnen Sie auch damit, dass bestimmte Schlüsselreize in ihr noch Jahre später belastende Flashbacks auslösen können, obwohl sie »eigentlich« über ihre Traumatisierung hinweg ist.

Auf die eine oder andere Weise wird ein solcher Vorfall auch bei Ihnen zu aufgewühlten Gefühlen führen. Belasten Sie Ihre Partnerin damit aber nicht mehr als für eine ehrliche Kommunikation nötig. Sie hat mit sich selbst und ihren eigenen Emotionen schon genug zu schaffen. Suchen Sie zur Not professionelle Hilfe von außen, etwa bei einer Therapeutin, einem Seelsorger oder eine Beratungsstelle für Opfer sexueller Gewalt. Vermeiden Sie es insbesondere, sich in Wutanfälle hineinzusteigern, die zu Kurzschlusshandlungen führen, etwa dass Sie sich den Täter »einmal selbst zur Brust nehmen«. Wenn Sie die Sache weiter eskalieren lassen, wird das in den meisten Fällen die Krise und damit die seelische Belastung Ihrer Partnerin nur verschlimmern. Ihre Aufgabe ist es, so viel Stabilität zu bieten wie möglich und sich dabei um das Opfer zu kümmern und nicht um den Täter.

Wenn Sie sich von der Situation überfordert fühlen, kann es helfen, wenn Sie sich über das Internet oder Bücher besser über sexuelle Gewalt und ihre Folgen für das Opfer informieren. Je mehr Sie verstehen, desto sicherer fühlen Sie sich. Haben Sie Geduld und haken Sie das Ganze nicht zu schnell ab. Wenn sie generell darüber sprechen möchte, weiß es Ihre Partnerin vermutlich besonders zu würdigen, wenn Sie sich auch Monate nach dem Vorfall einfühlsam danach erkundigen, wie es ihr damit mittlerweile geht.

25 *Und was ist mit Liebe?*

Liebe gehört zu den Themen, die in vielen Sex-Ratgebern etwas zu kurz kommen. Wobei das ein wenig sonderbar ist: Schließlich lautet eine der ältesten und geläufigsten Umschreibungen für den Geschlechtsverkehr »Liebe machen«. Liebe ist für etliche Männer und Frauen das stärkste Aphrodisiakum, und in Untersuchungen berichten vor allem Liebespaare fast immer über befriedigenden Sex. »Deutsche setzen im Bett auf Gefühl«, lautete am 8. September 2006 dementsprechend eine Schlagzeile des Berliner *Tagesspiegel*. Grundlage des dazugehörigen Artikels war eine repräsentative Umfrage eines bekannten Marktforschungsinstituts, in der eine deutliche Mehrheit beider Geschlechter bekundet hatte, beim Sex seien für sie Liebe und Gefühl am wichtigsten. Die Frauen lagen hier zwar mit 80 Prozent etwas vorne, aber die Männer blieben nicht weit zurück.

Letzteres mag den einen oder anderen überraschen. Schließlich wurde man auf dem Buchmarkt in den letzten Jahren überhäuft von Titeln wie *Männer sind vom Mars, Frauen von der Venus, Männer lassen lieben, Warum der Mann nicht lieben kann, Wenn Frauen zu sehr lieben* und so weiter. Tatsächlich aber gibt es zahlreiche Argumente, die dieses Vorurteil des weniger liebesfähigen Mannes in Zweifel ziehen. So zeigte sich in einer amerikanische Untersuchung, für die 700 Paare befragt worden waren, dass sich nach der zwanzigsten Verabredung 45 Prozent der Frauen noch immer nicht über ihre Gefühle im Klaren waren, während es 70 Prozent der Männer bereits voll erwischt hatte. Das Münchner Max-Planck-Institut gelangte zu ähnlichen Zahlen. Die Studie ergab zudem, dass ein Mann seine Entscheidung in der Regel sogar bereits in den ersten Sekunden fällt, in denen er den Kontakt mit einer bestimmten Frau aufgenommen hat. Wenn ihm sein Gefühl sagt, diese sei genau die Richtige, wird er seine gesamte emotionale Energie auf diese Frau konzentrieren. Sie hingegen wägt bei jeder einzelnen Begegnung noch lange Zeit skeptisch ab, wobei auch rein rationale Erwägungen eine große Rolle spielen – beispielsweise wie sehr der jeweilige Verehrer auch als Ernährer geeignet ist. Für Männer hingegen waren Kriterien wie die soziale Position oder das Einkommen ihrer möglichen Partnerin nachrangig. Als echte Romantiker vertraten sie überwiegend die Auffassung: Solange sich zwei Menschen wirklich liebten, seien sie in der Lage, sämtliche Herausforderungen ihres Lebens gemeinsam zu lösen.

Wenn die Liebe Frauen als letztes erwischt, dann schwindet sie bei ihnen dafür als erstes. Sie verlassen Männer öfter als umgekehrt, auch insgesamt geht der Anstoß zu einer Trennung weit überwiegend von ihnen aus. Männer hingegen sind deutlich eher bereit, bis zum Letzten für den Erhalt ihrer Partnerschaft zu kämpfen – und wenn sie dabei scheitern, leiden sie wie die Hunde. Während Frauen schon längst einen neuen Kurs in ihrem Leben eingeschlagen haben, klammern sich Männer teils über Jahre hinweg an die verzweifelte Hoffnung, dass sie nur das Richtige zu tun oder zu sagen brauchten, um die gemeinsame Liebe zu retten. Eine Trennung trifft sie bei weitem schwerer und führt bei ihnen häufiger zu Depressionen und Suizidgedanken. Auch Männer, deren Partnerin gestorben ist, begehen zehnmal häufiger Selbstmord als Frauen, die dasselbe Schicksal erleiden mussten.

Woran liegt es also, dass Männer als nur zweitklassig wahrgenommen werden, was ihre Liebesfähigkeit angeht? Das dürfte zum einen an den Rollenerwartungen liegen, die ihnen entgegengebracht werden – gerade auch von Frauen. Viele Männer haben es schon erlebt, dass sie vom anderen Geschlecht als wenig männlich wahrgenommen wurden, sobald sie allzu offen über intensive Gefühle zu sprechen begannen. Ein echter Kerl, das scheint auch in vielen weiblichen Köpfen festzusitzen, ist stark, unerschütterlich, selbstsicher und immer Herr der Lage. Rein sexuelles Begehren ist sozusagen »erlaubt«, doch ein Mann, der wochenlang unter Liebeskummer leidet, gilt schnell als Weichei. Aber natürlich sind Frauen auch unzufrieden, wenn ein Mann seine Gefühle konsequent nicht zeigt. »Frauen wollen, dass er ein echter Mann ist«, befand die amerikanische Familientherapeutin Olga Silverstein. »Wenn er aber ein Mann ist, dann mögen sie das auch nicht, weil das bedeutet, dass er zu dominant auftritt, und sie haben Angst vor ihm. Sie wollen alle Helden, aber sie wollen warmherzige, sanfte, liebende Helden. Oh! Was für ein Wunschtraum das doch ist!«

Vollständig wird sich dieser Wunschtraum jenseits von Hollywood-Schmachtfetzen nie verwirklichen lassen, weil er von miteinander unvereinbaren Eigenschaften geprägt ist. Was aber kann ein Mann tun, um diesem Traum zumindest möglich nahezukommen und einer Frau seine Zuneigung deutlich zu machen?

Der amerikanische Psychologieprofessor Robert Sternberg analysierte über mehrere Jahre hinweg Liebespaare und gelangte dabei zu dem Schluss, dass sich Liebe aus drei Aspekten zusammensetzt: Intimität (emotionale Nähe, gegenseitiges Unterstützen und Einander-Mitteilen), Leidenschaft (romantische und erotische Lust) und Bindung (Treue). Eine Liebe ohne Leidenschaft ist Freundschaft, eine Liebe ohne Bindung nur eine kurze Affäre und so weiter. Je mehr Sie in der Beziehung zu Ihrer Partnerin alle von Sternberg aufgeführten Aspekte leben, desto näher kommen Sie diesem Ideal.

Dabei sollten Sie Ihre Gefühle hin und wieder in Worte packen. Wenn es um Liebe geht, neigen Frauen eher zum Reden und Männer eher zum Handeln. Das bedeutet, dass Männer ihre Gefühle häufig stillschweigend zeigen, etwa indem sie Frauen helfen oder mit ihnen gemeinsame Aktivitäten unternehmen. Das wissen Frauen aber nicht immer in ihre eigene »Liebessprache« zu übersetzen. Deutlich wurde das etwa bei einer Untersuchung, für das Ehepaare ihre Aktivitäten im Haushalt und in der

Beziehung ebenso aufschreiben sollten wie ihre Zufriedenheit mit der Partnerschaft. Das Ergebnis: Frauen waren am glücklichsten, wenn ihre Männer etwas Liebevolles sagten, während für Männer Taten und nicht Worte ausschlaggebend waren. Infolgedessen erhielten die Männer den Auftrag, ihre Liebesbekundungen großzügiger einzusetzen. Trotzdem erklärten die Frauen, als sie später erneut befragt wurden, die Situation sei unverändert. Daraufhin befragten die Psychologen, die die Studie durchführten, die daran beteiligten Männer einzeln und besonders intensiv. Die typische Antwort, die sie erhielten, war die eines männlichen Versuchsteilnehmers, der berichtete, er habe sehr wohl seine Zuneigung stärker zum Ausdruck gebracht – beispielsweise indem er den Wagen seiner Frau gewaschen habe. Er war davon überzeugt, dass dies eine unmissverständliche Botschaft darstellte. Bei seiner Partnerin indes war diese Botschaft nicht angekommen. So widersinnig es für uns Männer klingt: Hätte er weniger gehandelt und mehr geredet, wäre er erfolgreicher gewesen. Optimal ist natürlich beides.

Ähnliches gilt, sobald es um Sex geht. Wir Männer glauben, wenn wir mit einer Frau ins Bett gehen, zeigen wir ihr doch damit ausreichend, dass wir sie lieben. Leider stimmt das nicht: In der Vorstellung zahlloser Frauen sind wir Männer sowieso fast ständig geil und gehen mit allem ins Bett, was Brüste hat. Genauso glauben wir Männer, dass wir Frauen nicht vor dem Sex jedes Mal von neuem beteuern müssen, wie gern wir sie haben – das haben wir ihr erst letztens gesagt, also stellt es keine neue Information für sie dar. Vielfach möchten wir auch nicht als manipulativ erscheinen, indem wir jedes Mal vor dem Sex über tiefe Gefühle sprechen. Für die Lust vieler Frauen sind solche wiederholten Liebeserklärungen aber notwendig.

Bauen Sie mit Ihrer Partnerin Intimität auf, beispielsweise indem Sie ihr Ihr Vertrauen in sie zeigen: Sprechen Sie mit ihr über Gefühle, Sorgen, Ängste und andere Dinge, über die Sie mit anderen Menschen nicht reden würden. Zeigen Sie ihr so, dass sie wirklich einen besonderen Platz in Ihrem Herzen einnimmt. Wenn sie Ihnen ihrerseits solche Dinge über ihr Innenleben anvertraut, behalten Sie diese ebenso für sich, wie Sie das umgekehrt von ihr erwarten.

Versuchen Sie nichts zu erzwingen. Liebe, Vertrauen und Zuneigung können nur als Geschenk gegeben werden. Drängen Sie also Ihre Partnerin nicht dazu, Ihnen ihr Innenleben offenzulegen – oder mit Ihnen ins Bett zu gehen –, wenn sie von sich aus noch nicht wirklich dazu bereit ist. Sie können aber versuchen, emotionale Nähe aus körperlicher Nähe heraus entstehen zu lassen, etwa indem Sie eng neben Ihrer Partnerin sitzen oder liegen oder indem Sie sie im Laufe des Tages immer wieder liebevoll berühren.

Man kann Liebe in einer Partnerschaft auch missbrauchen – etwa indem man Sätze äußert, die mit »Wenn du mich wirklich lieben würdest ...« beginnen und zum Beispiel enden mit

- »... würdest du Sex so oft und auf dieselbe Weise haben wollen wie ich.«
- »... würdest du für keine andere Frau/keinen anderen Mann Augen haben.«
- »... würdest du automatisch wissen, was mich anmacht.«
- »... würdest du mich nie verletzen.«

Das alles ist offensichtlich Humbug. Auch als Liebender hat man ein Recht auf die eigenen Wünsche und Bedürfnisse (wenn auch nicht immer auf deren Erfüllung). Vermeiden Sie solche Versuche, Ihre Partnerin zu manipulieren und ihr ein schlechtes Gewissen aufzudrängen, und lassen Sie umgekehrt nicht zu, dass Ihre Partnerin dasselbe mit Ihnen anstellt. Nur Sie selbst wissen, ob Sie einen Menschen lieben oder nicht, aber letztlich ist es unmöglich, das Bestehen dieses Gefühls unwiderlegbar zu beweisen.

Hilfsmittel beim Weg zur Wonne

26 Die harten Sachen: Alkohol und andere Drogen

Seit Jahrtausenden versuchen Menschen, den Rausch der sexuellen Ekstase durch einen Rausch ganz anderer Natur zu verstärken. Zu diesem Zweck führen sie ihrem Körper Wirkstoffe zu, die ich mal vereinfachend als »Drogen« zusammenfasse, auch wenn zwischen den Auswirkungen von Kaffee und Heroin bekanntlich Lichtjahre liegen. Da es das Ziel dieses Buches ist, vor allem Informationen zu vermitteln, werde ich bei jeder dieser Drogen die wichtigsten bekannten Vor- und Nachteile auf Ihre sexuelle Performance darstellen und Sie dann jeweils selbst die Entscheidung fällen lassen.

Kaffee
Vorteile: Er macht wach. Wenn Sie also gerade Gelegenheit zu einer Nummer haben, aber zu müde sind, könnte eine Tasse Kaffee helfen. Außerdem kann man einander über diesem Getränk prima näherkommen. »Magst du noch auf eine Tasse Kaffee mit hochkommen?« ist ein von vielen Empfängern verstandener Code für »Wollen wir miteinander ins Bett?«.

Nachteile: Die anregende Wirkung von Kaffee auf den menschlichen Organismus hat den kleinen Nachteil, dass sich die Adern in dieser Situation nicht so leicht entspannen und öffnen – was für eine stolze Erektion wesentlich ist. Ihr Penis wird also weniger hart. Und mitunter genügt schon eine kleine Ablenkung, damit Sie Ihre Erektion wieder verlieren.

Alkohol

Vorteile: Alkoholgenuss baut Hemmungen ab und verhilft so auch eher schüchternen Männern, erotische Avancen zu starten. Allerdings handelt es sich hier teilweise um einen Placebo-Effekt: Auch der irrige Glaube, Alkohol zu sich genommen zu haben, führt Untersuchungen zufolge zu dieser Wirkung. Dem unbenommen wurde eine seit langem bewährte Taktik – der Frau, mit der man ins Bett möchte, Alkohol anzubieten – vor kurzem wissenschaftlich untermauert. Eine britische Studie unter 3000 Frauen im Alter zwischen 18 und 50 Jahren ergab, dass die Hälfte von ihnen lieber einen Drink zu sich nahm, bevor sie mit einem Mann ins Bett stieg. Andere Untersuchungen zeigten, dass Frauen, die pro Tag ein, zwei Gläser Wein trinken, lustvolleren Sex haben als die Abstinenzlerinnen. Und sie sind weniger wählerisch: Eine Langzeitwirkung von regelmäßigem, wenn auch nur mäßigem Alkoholkonsum besteht bei Frauen darin, dass sie auch in nüchternem Zustand die Attraktivität von Männern weniger schlecht einschätzen können.

Nachteile: Im Rausch glaubt man eher, auf ein Kondom verzichten zu können, kann sich weniger klar verständigen und nimmt viele Feinheiten nicht mehr wahr. Auf Dauer senkt Alkohol den Testosteronspiegel und die Fruchtbarkeit. Bis vor kurzem glaubte man darüber hinaus, dass Alkoholgenuss eine Ursache für Erektionsstörungen ist. Eine kürzlich im *Journal of Sexual Medicine* veröffentlichte Studie auf der Grundlage von 1580 Männern zieht das jedoch in Zweifel: Männer, die in Maßen Alkohol genossen, hatten 30 Prozent weniger Probleme dieser Art, und sogar Kampftrinker hatten seltener unter Störungen ihrer Erektionen zu leiden.

Nikotin

Vorteile: Für so manche Frau sieht eine lässig im Mundwinkel gehaltene Zigarette immer noch saucool aus. Und bei einer Zigarettenpause kann man prima miteinander ins Gespräch kommen.

Nachteile: Einen Kettenraucher zu küssen macht ähnlich viel Vergnügen wie einen Aschenbecher auszulecken. Außerdem wirkt sich das Nikotin noch schädlicher auf die Blutgefäße aus als Kaffee – weshalb Sie als Raucher ein doppelt so hohes Risiko tragen, impotent zu werden. Wenn Sie schon in frühen Jahren mit dem Paffen begonnen haben, ereilt Sie die Impotenz vielleicht bereits in Ihren frühen Dreißigern. Auf Dauer lässt der Zigarettenkonsum darüber hinaus Teile des Bindegewebes in Ihrem Penis schrumpfen, was zu einem als »Raucherpenis« bekannten »Stummelschwänzchen« führt. Aufgeklärte Frauen wissen, dass bei starken Rauchern womöglich tote Hose herrscht, und machen um sie einen Bogen.

Haschisch

Vorteile: Haschisch kann Ihre Hemmungen abbauen und ihre Empfindlichkeit für sämtliche Sinnesreize (Klänge, Berührungen) verstärken. Oft erscheinen Ihnen die Zeit verlängert und Ihre Empfindungen intensiver. 60 Prozent aller Haschischraucher behaupten, dass diese Droge den Sex besser mache. Eine australische Untersuchung vom August 2009 zeigte, dass Haschischkonsumenten doppelt so häufig zwei oder mehr Sexpartner im vergangenen Jahr hatten als andere Männer.

Nachteile: Sie können Ihre Bewegungen nicht mehr so gut kontrollieren, weshalb Sie etwas anspruchsvollere Techniken nicht mehr durchführen können. Unter anderem weil durch Haschisch der Testosteronspiegel sinkt, kann es gut sein, dass Ihr Interesse an erotischen Spielen sowie Ihre Erregung stark zurückgehen und Sie nur noch müde sind. Zu den möglichen Nebenwirkungen von Haschisch gehören Paranoia, Verwirrung, Orientierungslosigkeit sowie ein Verlust des Kurzzeitgedächtnisses, des Gleichgewichts und der Muskelstärke. Wenn Sie über lange Zeit hinweg kiffen, kann das zu Asthma, Bronchitis, Unfruchtbarkeit, einem Verlust des Sexualtriebs und einer Unfähigkeit zum Orgasmus führen. Haschraucher greifen deutlich häufiger als andere Männer auf Hilfsmittel wie Viagra zurück.

Kokain

Vorteile: Kokain stimuliert das Nervensystem und sorgt dadurch kurzfristig für ein verstärktes sexuelles Begehren, wodurch Erektionen und Orgasmen leichter werden. Die Aufmerksamkeit steigt, das Schlafbedürfnis sinkt und manche fühlen sich in diesem Zustand sexy und unbesiegbar.

Nachteile: Bei manchen hat Kokain eine sehr negative Wirkung. Es macht diese Menschen nervös, panisch oder grüblerisch und lustlos. Eine Erektion und ein Orgasmus werden in diesem Zustand nur schwer erreicht. »Kokain verwandelt einen superpotenten Mann in einen Superschwächling«, fasst der Urologe Dudley Seth Danoff diese Symptome zusammen. Aus Untersuchungen, die in Entgiftungskliniken durchgeführt wurden, weiß man, dass es bei anhaltendem Kokainkonsum zu immer weniger Sex mit dem Partner, Selbstbefriedigung und sexuellen Höhepunkten kommt. Bis man sein gewohntes Lustempfinden zurückgewonnen hat, braucht es eine Dauer von neun Monaten bis zu einem Jahr ohne dieses Rauschgift. Kokain macht schnell abhängig, der Genuss von größeren Mengen kann unter anderem zu Schwindel, Paranoia, Übelkeit, Fieber, Muskelkrämpfen und Koma führen.

Ecstasy

Vorteile: Nicht ohne Grund wird Ecstasy als »Liebesdroge« bezeichnet und auf Raves wie der Love Parade eingeworfen.

Diese Droge sorgt für Euphorie sowie für Gefühle von Wärme und liebevoller Entspannung. Die Musik klingt heißer, die Leute sehen geiler aus, man fühlt sich sinnlich und schön. Manche Ecstasy-Konsumenten berichten, sie fühlen sich erregter und könnten sich besser in ihren Partner einfühlen.

Nachteile: Oft raubt Ecstasy die Lust auf Sex total, weshalb viele Raver lieber tanzen als vögeln. Andere törnt Ecstasy dermaßen an, dass sie auch mit wildfremden Leuten ins Bett steigen – und mit Leuten, die sie sonst eigentlich nicht besonders gut leiden können. Kondome oder andere Verhütungsmittel zu benutzen erscheint einem derart zugedröhnt oft vollkommen unwichtig. Die Nachwirkungen von Ecstasy können wochenlang anhalten. Dazu gehören Gefühle der Einsamkeit, körperliche Störungen wie Zähneknirschen, Muskelverspannungen, starkes Schwitzen, Frösteln und Übelkeit. Manche Ecstasy-Benutzer versuchen, unangenehme Nebenwirkungen dieser Droge zu mildern, indem sie viel Wasser trinken, Alkohol vermeiden und sich zwischendurch Pausen zum Entspannen gönnen. In einer Studie zeigten 40 Prozent der Männer, die Ecstasy eingeworfen hatten, Erektionsstörungen.

Ob Ecstasy wirklich so verheerend ist, wie viele Wissenschaftler und andere Fachleute behaupten, ist allerdings umstritten, und es gibt ernstzunehmende abweichende Meinungen. Beispielsweise erklärte im Februar 2009 einer der führenden britischen Drogenexperten, Professor David Nutt, wenn man die jährliche Zahl der Toten und Geschädigten betrachte, sei Ecstasy zu nehmen nicht gefährlicher als beispielsweise ein Pferd zu reiten.

Heroin (und andere Rauschgifte, die dem Opium ähnlich sind)
Vorteile: Heroin bietet keinerlei Vorteile für den Sex. Allerdings wird das High, das diese Droge verursacht, als deutlich intensiver als jeder sexuelle Höhepunkt beschrieben. In der

Buchverfilmung *Trainspotting* heißt es: »Nehmen Sie den besten Orgasmus, den Sie jemals hatten, multiplizieren Sie ihn mit tausend und Sie sind noch nicht mal nahe dran.«

Nachteile: *Trainspotting* zeigt allerdings auch die massiven negativen Auswirkungen dieses Rauschgifts. Es macht viele Menschen außerordentlich schnell süchtig, eine vollständige Aufzählung der unangenehmen Nebenwirkungen würde mehrere Seiten füllen und alles, was man normalerweise unter gesundem, lustvollem Sex versteht, ist unter der Einwirkung von Heroin komplett ruiniert. Jede einzelne Dosis kann tödlich sein. Der Entzug dauert Monate und ist der reine Horror.

LSD und sogenannte »Zauberpilze«

Vorteile: Manche Konsumenten von LSD sowie Konsumenten des Alkaloids Psilocybin, das in einigen Pilzen vorkommt (beispielsweise dem Fliegenpilz), berichten von einer erhöhten sexuellen Wahrnehmung während ihrer Drogentrips.

Nachteile: Wie ein Trip nach der Einnahme dieser Drogen aussehen wird, weiß man vorher genauso wenig wie ob man in der nächsten Nacht einen sehr schönen Traum oder einen Alptraum haben wird. Es kommt immer wieder auch zu Höllentrips, die traumatisierend wirken können.

Poppers

Vorteile: Poppers ist ein vor allem in der Schwulen- und der SM-Szene beliebtes Aphrodisiakum. Es weitet die Gefäße und entspannt die Muskeln, was zu verstärkter körperlicher und damit auch emotionaler Erregung führt. Das kann zu einer starken Enthemmung und einem besonders intensiven Orgasmus führen. Bei kontrolliertem, mäßigem Gebrauch ist das Risiko ernsthafter gesundheitlicher Schäden gering. Es ist im Gegensatz zu den meisten anderen hier vorgestellten Drogen keine körperliche oder seelische Abhängigkeit zu befürchten.

Nachteile: Um die erwünschte Wirkung aufrechtzuerhalten, müssen Sie das Einatmen von Poppers oft rasch wiederholen. Wenn Sie es dabei übertreiben, kann Ihre Erektionsfähigkeit gestört werden; vielleicht haben Sie später auch Kopfschmerzen. Übermäßiger Gebrauch kann zu Symptomen einer Vergiftung führen, die man allerdings durch frische Luft und eine hohe Dosis von Vitamin C (ein Gramm und mehr) abschwächen kann. Manche Poppers-Benutzer nehmen bereits vorbeugend Vitamin C ein, um unerwünschte Beeinträchtigungen von Anfang an abzuschwächen oder zu unterbinden.

27 Aphrodisiaka: Es gibt mehr, als mancher denkt

Die Idee von einem Zaubertrank, der einen anderen Menschen dazu bringt, sich in einen zu verlieben, ist vermutlich so alt wie die Menschheit. In unserer Zeit hat man sich zwar von solchen magischen Vorstellungen verabschiedet, aber an die Stelle des erwünschten Liebestrankes ist ein Wundermittel getreten, das die sexuellen Lüste entfachen soll – wobei viele dieses nicht nur der ersehnten Partnerin, sondern auch sich selbst verabreichen möchten, damit sie wieder auf Touren kommen. Die Suche nach derartigen Aphrodisiaka war oft kaum weniger phantasievoll als die Suche nach einem Liebestrank, aber sie war genauso wenig von einem Erfolg gekrönt. »Kein Aphrodisiakum hat (…) dauerhaft die Hoffnungen erfüllt«, heißt es hierzu nüchtern im *Schülerduden Sexualität*, und der Allgemeinmediziner Jürgen Brater spricht in seinem *Lexikon der Sexirrtümer* von reinen Placebo-Effekten, wenn mancher Mann über einen lust- und potenzfördernden Effekt bestimmter rezeptfreier Substanzen und Nahrungsmittel berichte: »Bei demjenigen, der von der heilenden Kraft irgendeines an sich wirkungslosen Präparates überzeugt ist, versetzt der Glaube nicht selten Berge; deshalb kann jedes Mittelchen, an dessen Wirkung ein Mann fest glaubt, eine vermeintliche Potenzschwäche, die ihre Ursache ohnehin meist im Kopf hat, (…) durchaus positiv beeinflussen.«

Braters Einschätzung ist weitgehend richtig. Zwar bieten verschiedene Firmen und der Erotikhandel immer wieder verschiedene Produkte an, die die Lustkurve angeblich von null auf hundert hochjagen. Wären diese aber wirklich so wirkungsvoll, dann würden sie hierzulande unter das Arzneimittelgesetz fallen und wären nicht mehr frei im Handel erhältlich. Ein gutes Beispiel dafür ist das Rauschmittel Poppers, das man durchaus als effektives Aphrodisiakum betrachten kann: Im Erotikhandel werden Sie es nicht bekommen.

Aber es gibt einige andere Substanzen, deren lustfördernde Wirkungsweise als wissenschaftlich gesichert gilt: Dazu gehören bestimmte Drogen und Medikamente wie das aus der Rinde des am Äquator wachsenden Yohimbe-Baumes gewonnene Yohimbin, das Antidepressivum Bupropion, das beim Sex die Lust und die Empfindlichkeit der Genitalien verstärkt, und der Krokus-Farbstoff Crocin. Ginkgo-Präparate, die rezeptfrei zu erhalten sind, lassen die Penismuskeln entspannen und sorgen für einen verstärkten Blutfluss, was zu einer pralleren Erektion und mehr Lust führt. Ginkgo soll auch der sexuelle Erregung dämpfenden Wirkung von Antidepressiva entgegensteuern. Einen ähnlichen Effekt zeigen Ginseng-Präparate: Sie enthalten Chemikalien, die jene Neurotransmitter verstärken, die positiv auf die Erektion einwirken. Und schließlich führte eine hohe Gabe von Vitamin C bei Versuchspersonen zu häufigerem Sex als bei einer Kontrollgruppe, die ein Placebo erhielt. Allerdings sprechen wir hier von einer Dosis von 3000 Milligramm. Wenn man bedenkt, dass eine einzelne Orange nur 70 Milligramm Vitamin C erhält, wird klar, dass man die erwünschte Wirkung nicht erzielen kann, indem man Unmengen von Obst verschlingt.

Ähnlich sieht es mit Phenylethylamin und Serotonin aus, die als körpereigene Hormone für das Glücksempfinden verantwortlich sind. Da beide Hormone auch in Schokolade vorkommen, findet man in etlichen Artikeln die Behauptung, der Genuss von Schokolade mache glücklich und steigere die Lust. Das ist wissenschaftlich allerdings sehr umstritten. Einerseits lässt sich ein erhöhter Spiegel von Phenylethylamin im Gehirn nach dem Genuss von Schokolade nicht nachweisen. Unser Magen scheint diese Substanz viel zu schnell aufzulösen. Andererseits gibt es Untersuchungen, denen zufolge Schokolade die Zuneigung zu einem möglichen Partner entfachen kann, wenn die entsprechende Person zum Zeitpunkt des Schokoladengenusses anwesend ist. Und im Sommer 2007 maßen Forscher der englischen Universität Sussex die Herzfrequenz und die Gehirnströme junger Paare und stellten dabei verblüfft fest, dass von Schokolade ausgelöste Hochgefühle oft viermal so lange anhielten wie solche, die durch Küssen zustande gekommen waren.

Allgemein lässt sich jedoch feststellen, dass die lustfördernde Wirkung schlichter Nahrungsmittel in der Regel weit übertrieben wird. Es gibt eine einfache Erklärung, wie solche Mythen entstanden: Speisen begannen als Aphrodisiaka zu gelten, als es noch eine Unterversorgung an bestimmten Nährstoffen gab, die unser Körper benötigt. So weist etwa das Horn des Nashorns, ein legendäres vermeintliches Aphrodisiakum, Kalzium und Phosphor auf, und Austern enthalten Spurenelemente von Zink. Wer unter Zinkmangel leidet und täglich Austern in sich hineinstopft, mag einen Unterschied feststellen. Dasselbe gilt für Kürbiskerne, die ebenfalls Zink enthalten und möglicherweise zu einer vermehrten Ausschüttung von Testosteron führen. Für den Durchschnittsmann stellt sich kein Effekt ein, aber für Männer, die unter sexuellen Funktionsstörungen wie Impotenz leiden, könnte der Genuss von Kürbiskernen zumindest einen Versuch wert sein: Die Einnahme von Zink hat für diese Gruppe eine Verbesserung zur Folge, wenn es um die Potenz, die Lust und die Häufigkeit des sexuellen Verkehrs geht. Sinnvoller dürfte es trotzdem sein, sich von seinem Hausarzt beraten zu lassen, welche speziellen Zinkpräparate hier hilfreich sein könnten.

Bei einer Unzahl von Speisen bewegt sich ihre minimal lustfördernde Wirkung zwischen dem Placebo-Effekt und dem Vorhandensein von Spurenelementen bestimmter Stoffe. Dazu zählen unter anderem Spinat (enthält Magnesium, das die Muskeln entspannt und die Nerven stärkt), Sellerie (enthält Androsteron, ein geruchloses Hormon, das sich in Männerschweiß findet und Frauen wild macht), Bananen (enthalten Bromelain), Avocados (enthalten Folsäure und Potasche), Mandeln, Mangos, Pfirsiche, Erdbeeren, Feigen, Knoblauch, Spargel, Eier, Käse, Chilipfeffer, Vanille und Kardamom. Aktuell ist Wassermelone stark im Gespräch. Einige Wissenschaftler wollen hier potenz- und lustfördernde Effekte festgestellt haben, die sich durchaus mit Viagra vergleichen ließen.

Hinsichtlich real spürbarer Wirkungen sollten Sie sich von den genannten Speisen aber lieber nicht zu viel versprechen. Erfolgversprechender ist es, sie auf folgende Weise einzusetzen: Spielen Sie mit dem Placebo-Effekt. Verblüffend viele Frauen benötigen eine Art Entschuldigung, bevor sie mit einem Mann ins Bett gehen, etwa nach dem Motto: »Das war gar nicht ich, das lag am Alkohol.« Berichten Sie Ihrer Süßen von der angeblich luststeigernden Wirkung verschiedener Speisen und warten Sie ab, was passiert.

Auf ähnliche Weise können Sie überhaupt das Thema Sex in Ihre Unterhaltung einfließen lassen. Wenn Sie zum Beispiel

Fisch servieren, der reich an Omega-3-Fettsäuren ist, können Sie erwähnen, dass bei Ebern, denen man diese Fettsäuren verabreicht, die Länge ihrer Orgasmen im Durchschnitt von 5 Minuten und 44 Sekunden auf 6 Minuten und 29 Sekunden ansteigt. Das hat zwar nicht die geringste Aussagekraft für uns Menschen, bringt ihre Angebetete aber vielleicht auf heiße Gedanken.

Versuchen Sie nicht, die Inhaltsstoffe bestimmter Speisen zur Anregung von Lust zu verwenden, sondern tun Sie das, indem Sie sie miteinander auf sinnliche Weise verzehren. Einander etwa mit Austern oder Erdbeeren zu füttern kann die erotische Stimmung ganz klar fördern. Bei Tomaten und vielen Früchten ist es ein Erlebnis, in das saftig-rote Fruchtfleisch hineinzubeißen. Bei manchen Speisen und Süßigkeiten kann es einem einen Kick geben, wenn man seiner Liebsten dabei zuschaut, wie sie diese auf aufreizende Weise vernascht.

Damit sind wir bei der Überschrift dieses Kapitels angelangt: Obwohl die erotisierende Wirkung vieler Speisen überschätzt wird, gibt es mehr Aphrodisiaka als mancher denkt – sobald man den Begriff »Aphrodisiaka« ein wenig erweitert und darunter nicht nur bestimmte Stoffe versteht, die man zu sich nimmt, sondern sämtliche Mittel zur Belebung und Steigerung der Libido. Darunter würden dann beispielsweise fallen:

- im gesamten Raum strategisch verteilte Kerzen oder Teelichter;
- romantische und sinnliche Musik, am besten dem Geschmack Ihrer Partnerin entsprechend;
- Räucherstäbchen, die angenehme Düfte erzeugen (solange Sie es damit nicht übertreiben);
- Spuren eines aufreizenden Parfüms oder After Shaves;
- das Vorlesen erotischer Geschichten;
- Stoffe, deren Berührung einen in Stimmung bringt (also etwa Seide oder Leder);

Man könnte diese kleine Liste noch um einiges erweitern. Wenn man so will, gehören auch jene Dinge dazu, um die es im nächsten Kapitel geht.

28 Vom Cockring bis zum Bodypainting: Sexspielzeug und wie man damit umgeht

Häufig reichen die eigenen Finger und die eigene Zunge, ganz zu schweigen von anderen Körperteilen, als Sexspielzeuge vollkommen aus. Aber irgendwann kommt man dann doch auf den Gedanken, einmal etwas Neues auszuprobieren, um noch intensivere Lust zu erleben. Entsprechend reichhaltig gestaltet der Erotikhandel sein Angebot. Da fällt die Qual der Wahl oft schwer: Was ist für die eigenen Vorlieben empfehlenswert, worauf sollte man unbedingt achten, wie genau funktioniert das eine oder andere Toy überhaupt? Ich habe Ihnen hier eine Übersicht der wohl beliebtesten Hilfsmittel zusammengestellt.

- Ein Cockring ist ein Ring aus Gummi, Metall oder Leder, den Sie über Ihren Penis streifen können. Mit einem solchen Ring wirkt Ihre Erektion praller, Sie können sie länger halten und beim Sex stimulieren Sie damit wesentlich stärker als sonst die Klitoris Ihrer Partnerin. Suchen Sie sich keinen zu engen Ring aus, denn wenn Sie ihn nicht mehr abbekommen, kann das schmerzhaft werden. Deshalb messen Sie am besten den Umfang Ihres Penis, bevor Sie einen solchen Ring kaufen. Außerdem sollten Sie einen Cockring nicht länger als eine halbe Stunde tragen. Wenn das Blut in Ihrem Penis längere Zeit nicht ausgetauscht wird, kann es zu gesundheitlichen Schäden kommen – etwa zu einem Blutstau, der zu einer Dauererektion führt, oder zu einer Venenverengung, die eine lebensbedrohliche Thrombose zur Folge haben kann. Jede Gefühlsstörung in ihrem Penis (Kribbeln, Brennen, Taubwerden) ist ein Alarmsignal, das Sie nicht ignorieren sollten. Um einen Cockring an- und abzustreifen, empfiehlt sich die Verwendung von reichlich Gleitmittel. Sollte das Abstreifen unerwartet schwierig werden, lassen kalte Kompressen die Erektion häufig abklingen.

- Gleitmittel, die Sie in der Apotheke oder im Sex-Shop erhalten, erleichtern es Ihrem Penis, in die Scheide oder den Hintern Ihrer Partnerin einzudringen, wobei etwaige Schmerzen oder ein Verletzungsrisiko gemindert werden. Ein Gleitmittel auf Fettbasis hat Vor- und Nachteile. Die Vorteile: Es trocknet weniger schnell aus als ein auf Wasser basierendes Gleitmittel, so dass man nicht ständig nachschmieren muss und es ist besonders hautfreundlich. Der wesentliche Nachteil: Das Fett kann das Latex zerstören, aus dem Kondome bestehen. Stark fetthaltige Gleitmittel sind auch nicht so leicht abwaschbar.

- Analstöpsel sind meistens aus Latex bestehende Dildos, oft in der Form eines Kegels, eines Türknaufs oder einer Rakete, die Sie in Ihren Hintern oder den Ihrer Partnerin einführen können. Man fühlt sich damit ausgefüllter, und bei Männern übt dieser Stöpsel einen erregenden Druck auf die Prostata aus. In der Regel sind diese Sex-Toys so gefertigt, dass sie bei sachgemäßem Gebrauch nicht aus Ihrem Hintern heraus- oder gar völlig hineingleiten können. Manche besitzen als zusätzliche Sicherheitsvorrichtung unten eine Platte oder eine Schnur zum Herausziehen.

- Analperlen sind auf einer Schnur aufgereiht, die Perle für Perle in den Hintern eingeführt wird. Wenn man kommt, zieht man sie wieder heraus, um so den Orgasmus zu verstärken.

- Vibratoren werden zwar vor allem von Frauen bei der

Selbstbefriedigung benutzt, aber Sie können mit einem solchen Gerät auch Ihre eigene Erregung steigern, wenn Sie es beispielsweise an den Schaft Ihres Penis halten.

- Körperfarbe (»Bodypaint«) erlaubt es Ihnen, Ihre Kreativität auf der tollsten Malfläche der Welt zu erproben – dem Körper Ihrer Partnerin. Wenn es sich um essbare Farben handelt, können Sie sie danach sogar abschlecken.

- Eine Augenbinde schaltet einen Ihrer wesentlichen Sinne aus, dadurch nehmen Sie die anderen umso stärker wahr. Sie kann auch als psychologisches Instrument dienen, um einen Kontrollverlust und entsprechende Hingabe an den Partner auszulösen. Bei vielen Menschen läuft das Kopfkino besonders intensiv an, sobald sie nichts mehr sehen.

- Auch Handschellen sorgen für ein exquisites Gefühl der Hilflosigkeit. Entscheiden Sie sich aber lieber für etwas teurere Qualitätsware. Billigausführungen bergen mehrere Risiken: Sie können zu eng sein, sich unvermittelt weiter zuziehen oder der Schlüssel kann darin steckenbleiben oder abbrechen. Damit Ihre Gelenke nicht geschädigt werden, sollten Sie sich nicht an Handschellen herumzerren lassen und kein Gewicht darauf lagern – sich also nicht etwa mit hinter dem Rücken gefesselten Armen auf den Rücken legen.

Während man die meisten dieser Spielzeuge in jedem gut sortierten Sex-Shop findet, bietet auch der eigene Haushalt viele sogenannte »Pervertibles«, also Gebrauchsgegenstände, die sich für sexuelle Zwecke umfunktionieren lassen. Das kann ein Kochlöffel oder eine Haarbürste zum Hintern-Versohlen sein, ein Pinsel für ausgefallene Zärtlichkeiten, ein Spiegel für optische Genießer oder eine Klarsichtfolie als raffinierteste Fessel der Welt.

Stöbern Sie zunächst im Internet, was es so alles an Sex-Toys gibt, und vergleichen Sie die einzelnen Produkte sowie ihre

Preise, bevor Sie ein Erotikgeschäft aufsuchen. Andernfalls stehen Sie womöglich etwas hilflos im Laden, wissen nicht so recht, wofür Sie sich entscheiden sollen und investieren gutes Geld in zweitklassige Ware, nur weil diese marktschreierisch als Weg zur grenzenlosen Ekstase angepriesen wird.

Die Website lovetoytest.net hat sich auf den Vergleich solcher Angebote spezialisiert. Dort finden Sie viele neue Ideen und, falls bestimmte Produkte von minderwertiger Qualität sind, unmissverständliche Warnungen. In einem Forum, per Chat und durch die Mitwirkung bei Umfragen können auch die Besucher dieser Website über ihre Erfahrungen berichten. Allerdings erfährt man dort auch, dass das in Sachen Sexualität inzwischen übliche Geschlechtergefälle zu Lasten von Männern auch in der Branche des Erotikzubehörs gang und gäbe ist: »Für Männer gibt es leider nur sehr, sehr wenige gute Toys, während der Markt bei Frauen aus den Nähten platzt.«

Viele Sexratgeber empfehlen ihren Lesern, keine Scheu davor zu haben, sich von den Verkäufern im Erotikhandel beraten zu lassen. Dafür seien diese schließlich da, außerdem besäßen sie über ihre Produktpalette den besten Überblick. Die Betreiber von lovetoytest.net äußerten sich allerdings in einem Interview, das ich für eines meiner Bücher mit ihnen führte, deutlich skeptischer: »Die Verkäufer der Erotikshops haben erfahrungsgemäß *meistens* keine Ahnung, was sie verkaufen. Lediglich in ihrem Pornoregal, welches sie scheinbar selbst konsumieren, wissen sie, welcher Streifen gut ist. Bei Toys haben wir in unzähligen Läden absolut unsachliche und unwahre Empfehlungen bekommen. Woher soll das Wissen auch kommen, wenn Erotikbetriebe keine Schulungen oder Weiterbildungen anbieten (wie in anderen Wirtschaftszweigen üblich!)?«

Folgendes empfehle ich Ihnen, wenn es um reguläres Sexspielzeug geht:

- Nehmen Sie Ihre Partnerin mit. Solange es nicht gerade eine Überraschung werden soll, gehen Sie am besten zu zweit einkaufen. Vielleicht hat Ihre Liebste bestimmte Wünsche oder Bedenken, auf die Sie alleine nicht gekommen wären. Und wenn Sie gemeinsam sex-shoppen gehen, bringt Sie das womöglich in die Stimmung für mehr.

- Bei der Verwendung von Sexspielzeug sollten Sie immer auch auf die nötige Sauberkeit achten. Wasserdichte Hilfsmittel reinigen Sie am besten unter heißem Wasser und mit nicht allzu aggressiver Seife; danach sollten Sie sicherheitshalber zusätzlich ein Desinfektionsmittel einsetzen. Machen Sie das direkt nach der Verwendung, damit keine Körperflüssigkeiten in Rillen, Fugen oder anderen Vertiefungen der Toys festtrocknen. Wenn das von Ihnen verwendete Zubehör nicht wasserdicht ist, reinigen Sie es mit einem nassen Lappen. Trocknen Sie es sorgfältig ab – auch das trägt dazu bei, etwaige Krankheitserreger abzutöten.

- Führen Sie keine Utensilien in die Scheide Ihrer Partnerin ein, die kurz zuvor in ihrem (oder Ihrem) Hintern gesteckt haben. Damit keine Bakterien übertragen werden, müssten Sie den Gegenstand vorher säubern. Um den Sex nicht wegen eines Ausflugs ins Bad unterbrechen zu müssen, gibt es eine elegantere Methode: Wenn Sie beispielsweise einen künstlichen Penis verwenden, streifen Sie vorher ein Kondom darüber und wechseln Sie dieses vor dem nächsten Einsatz aus.

- Lagern Sie Ihre Sex-Toys nicht in einer Ecke Ihrer Wohnung, wo sich der Staub sammelt, sondern geschützt in einem Behälter, in dem Sie alles griffbereit aufbewahren. Wenn Sie eine solche übersichtliche Kollektion, am besten noch in einer stilvollen Schatulle, einer Frau präsentieren, ahnt sie, dass sie von Ihnen auch sonst gepflegten Luxussex erwarten kann.

Variationen

29 Unter diesem Anschluss eine Nummer: Sex am Telefon

Telefonsex ist eine eigentümliche Mischung aus Selbstbefriedigung und Sex mit einem Partner. Einerseits kann man sich dabei alleine und ungestört seinem Kopfkino hingeben, andererseits ist der Kern jeder Form von Partnersex der Austausch von erotischen Signalen – und ob das über eine Leitung geschieht oder nicht, mag dabei nicht ausschlaggebend sein. Eher schon, dass ein Großteil dieser Signale notwendigerweise wegfällt, weil man den anderen nicht sehen, schmecken, riechen und spüren kann und in die dadurch entstandenen Lücken Phantasien oder Erinnerungen treten. Ob dabei Phantasien oder Erinnerungen den größten Anteil ausmachen, hängt nicht zuletzt davon ab, ob man mit einer professionellen Telefonsex-Mieze spricht oder mit seiner eigenen Partnerin, mit der man aus welchem Grund auch immer gerade nicht zusammen sein kann. Aber das ist nicht der einzige Unterschied zwischen diesen beiden Varianten, weshalb man jeweils auf unterschiedliche Dinge achten muss, wenn es eine möglichst angenehme Erfahrung werden soll.

Wenn Sie mit einer gewerbsmäßigen Anbieterin von Telefonsex sprechen, sollten Sie sich darüber informieren, was Sie für Ihr Geld bekommen, und verschiedene Angebote vergleichen. Tun Sie das mit klarem Kopf. Im Zustand wachsender Erregung schiebt man finanzielle Erwägungen gerne in den Hintergrund und ärgert sich im Nachhinein, welche Summen man für ein paar Minuten Spaß auszugeben bereit war. Schon beim Erstkontakt mit den verschiedenen Anbieterinnen können Sie heraushören, mit welcher davon Sie am ehesten eine emotionale Verbindung eingehen können. Das erspart Ihnen ein langes und teures Gespräch mit einer Frau, mit der es so gar nicht funkt. Wenn Sie eine zuverlässige Anbieterin gefunden haben, können Sie Geld sparen, wenn Sie sich bereits vor Beginn des Telefonats sexuell in Fahrt bringen, sodass das Gespräch entsprechend kürzer vonstatten geht. Überlegen Sie sich vorher, was für ein Szenario Sie sich von Ihrer Gesprächspartnerin wünschen, und bringen Sie Ihre Vorstellungen klar zum Ausdruck. Wenn Sie danach gefragt werden und erst lange überlegen und herumdrucksen müssen, ist ein Großteil der Stimmung bereits hinüber. Je konkreter Sie Ihre Phantasien darlegen, desto leichter machen Sie es Ihrer Gesprächspartnerin, auf Ihre Bedürfnisse einzugehen.

In einer völlig anderen Situation sind Sie, wenn Sie mit Ihrer Partnerin oder einer anderen Frau, mit der Sie auf privater Ebene im Kontakt stehen, Telefonsex genießen wollen. Dafür kann es die unterschiedlichsten Gründe geben: Sie befinden sich in einer Fernbeziehung, einer von Ihnen beiden ist ohne den anderen beruflich oder privat auf Reisen – oder aber Sie finden Telefonsex einfach grundsätzlich geil, obwohl es bis zur Wohnung Ihrer Liebsten nur ein Katzensprung wäre. Vielleicht ist das ja auch nur Ihre Art, einander nach einem langen Arbeitstag gute Nacht zu sagen, wenn Ihnen die Zeit fehlt, leibhaftig noch mal beim anderen vorbeizuschauen.

Beim privaten Telefonsex stehen andere Verhaltensregeln im Vordergrund. Hier können Sie sich Zeit lassen – und das sollten Sie auch. Erlauben Sie sich und Ihrer Gesprächspartnerin, miteinander warm zu werden und abzuschätzen, ob der andere überhaupt in der richtigen Stimmung ist. Aber schon bevor Sie den Hörer abnehmen, sollten Sie die passende Stimmung in sich aufkommen lassen. Dieselbe Zeit sollten Sie auch Ihrer Partnerin geben. Sie unvermittelt anzurufen und zum Telefonsex überzuleiten, kann eine nette Überraschung sein – es kann aber auch fürchterlich in die Hose gehen, wenn sie mit ihren Gedanken noch ganz woanders ist.

Wenn Sie auf die Sorte Telefonsex stehen, bei der einer dem anderen Anweisungen gibt, und Sie dafür bestimmte Dinge benötigen, legen Sie alles vorher zurecht. Das können etwa Eiswürfel sein, eine Kordel, ein Gürtel oder eine Augenbinde. Je nachdem, was Sie vorhaben, bietet sich möglicherweise die Installation einer Freisprecheinrichtung an, sodass Sie beide Hände frei haben, statt in einer den Telefonhörer halten zu müssen.

Im Gegensatz zur gewerbsmäßigen Anbieterin dürfte Ihre Partnerin von Ihnen deutlich mehr eigene Beteiligung erwarten. Dazu gehört, dass Sie Ihre Liebste fragen, welche ihrer Phantasien sie gerne im Mittelpunkt einer entsprechenden Session stehen haben möchte. Umgekehrt können Sie natürlich auch hier Ihre eigenen Wünsche nennen. Auf dieser Grundlage entwerfen Sie beide gemeinsam und doch unabhängig voneinander das Drehbuch für einen inneren Film, den Sie einander erzählen. Dabei schildern Sie Ihrer Partnerin, was genau Sie alles in Ihrer Phantasie mit ihr anstellen, und Sie teilen ihr mit, was sie Ihnen Gutes tun soll. Beides spielt sich wechselseitig hoch, während Sie beide sich selbst befriedigen.

Es kann auch sein, dass Ihnen spontan eigene Phantasien in den Kopf kommen oder dass es Ihnen erst beim Telefonsex gelingt, bestimmte Phantasien überhaupt zur Sprache zu bringen (etwa weil Sie in der Gegenwart Ihrer Partnerin zu befangen dafür waren). Diese können Sie jederzeit einbauen. Vermeiden Sie dabei aber allzu kühne logische Sprünge und alles, was Ihre Partnerin stark irritieren könnte. Wenn Sie etwa zunächst mit Ihrer Liebsten im Wald zugange sind, es plötzlich auf dem Konferenztisch miteinander treiben und dann noch unvermittelt und aus dem Nichts ihre beste Freundin für einen spontanen Dreier dazukommt, dann reißen Sie Ihre Gesprächspartnerin garantiert aus ihren Träumen. Und wegen der plötzlichen Anwesenheit ihrer besten Freundin in Ihrer Phantasie kann der Telefonsex plötzlich zum eifersuchtsgeladenen Klärungsgespräch mutieren.

Denken Sie daran, dass Sie beim Telefonsex alles, was irgendwie von Bedeutung ist, in Worte packen müssen. Ihre Süße kann ein glückliches Lächeln auf Ihrem Gesicht nicht sehen. Stattdessen raubt ihr Ihr Schweigen die Sicherheit, noch auf dem richtigen Pfad zu sein, und sie wird womöglich versuchen zu »korrigieren«, obwohl aus Ihrer Sicht gerade alles klasse läuft. Halten Sie sich also nicht zurück, was lustvolle Laute oder gelegentliche Einwürfe wie »Mann, das ist scharf!« oder »Du machst mich so geil« angeht. Wenn Sie sich mit so etwas schwertun, überlegen Sie sich schon vor dem Gespräch die eine oder andere Formulierung, die bei den meisten Gelegenheiten passt. Wenn Sie Schwierigkeiten damit haben, Ihre Gefühle zu verbalisieren, ist Telefonsex nicht die ideale Praktik für Sie. Andererseits müssen es nicht immer Worte sein: Auch Stöhnen, Keuchen, Hecheln oder das lustvolle Vibrieren in Ihrer Stimme sind deutliche Signale dafür, wie erregt Sie mittlerweile sind.

Besonders raffiniert ist es, wenn Ihre Partnerin merkt, dass sie und nur sie gemeint ist. Verzichten Sie also auf Allerweltsformulierungen, sondern lassen Sie beispielsweise Ihre Finger durch »dein rotgoldenes Haar« gleiten, umkreisen Sie mit Ihrer Zunge »den süßen Leberfleck an deiner Halsbeuge« und so weiter. Nutzen Sie diese Gelegenheit zu einem Lobgesang auf den Körper Ihrer Liebsten. Je mehr Sie dem Telefonsex das Element der Anonymität und Beliebigkeit nehmen, desto mehr erreichen Sie das Herz Ihrer Süßen.

Beim Telefonsex gilt dieselbe goldene Regel wie bei allen anderen Formen von Sexualität: Genießen Sie das, was Ihnen guttut und wobei Sie sich wohl fühlen – solange dabei keine unbeteiligten Personen beeinträchtigt werden. Letzteres bedeutet, dass Sie, wenn Sie eine feste Partnerin haben, nicht mit einer anderen Frau Telefonsex erleben sollten (es sei denn, Sie leben einvernehmlich in einer offenen Partnerschaft, wo Sie einander solche Dinge erlauben). Die meisten Frauen betrachten auch Telefon- und Cybersex als eine Form von Untreue und reagieren darauf mit Unsicherheit, Verletztheit und Eifersucht.

Auch der Telefonsex erlaubt verschiedene Variationen. Beispielsweise können Sie Ihre Liebste auf oder von der Arbeit anrufen und sie mit geschickten Worten schon mal in Stimmung für Ihr Wiedersehen nach Feierabend bringen. Bei Anrufen am Arbeitsplatz sollten Sie sicherstellen, dass Ihre Partnerin allein und ungestört ist. Wenn sie sich gerade hektisch auf eine Besprechung vorbereitet und ihr Telefon auf Lautsprecher geschaltet hat, könnte ihr Einsatz arg unpassend wirken. Ebenso ist es möglich, dass Sie Ihre Süße zu einem Zeitpunkt zu Hause anrufen, wenn Sie wissen, dass sie nicht in der Wohnung ist, und ihr auf den Anrufbeantworter sprechen. Dabei werden Ihre Worte immer heißer, bis sie plötzlich von dem Gerät abgeschnitten werden. Ihre Liebste dürfte es kaum mehr erwarten können, Sie zurückzurufen. Auch in diesem Fall empfiehlt sich allerdings eine kleine Vorwarnung, dass die folgende Nachricht nur für die Ohren Ihrer Partnerin bestimmt sei. Damit vermeiden Sie peinliche Situationen.

39 Ins Netz gegangen: Sex im Web

Das Internet gibt es für die meisten von uns noch keine zwanzig Jahre, und schon ist es aus unserer Gesellschaft nicht mehr wegzudenken. Auch auf unsere Sexualität übt dieses neue Medium in vielfacher Hinsicht seinen Einfluss aus. Und das nicht nur, was pornographische Websites angeht – häufig dient es auch dazu, einander zuvor wildfremde Menschen so schnell wie nie zuvor miteinander intim werden zu lassen. Aber – ähnlich wie das Telefon – kann das Internet auch hilfreich sein, wenn man eine Fernbeziehung lebt oder der Partner beruflich viel unterwegs ist, man aber deshalb auf intime Momente noch lange nicht verzichten möchte.

Es gibt die unterschiedlichsten Möglichkeiten, wie Sie mit einer Frau virtuelle Zärtlichkeiten austauschen können. Die klassische Methode läuft über die sogenannten Chat-Räume, wo Sie beide in Echtzeit miteinander kommunizieren können. Indem Sie eine Tonspur oder gar ein Bild hinzufügen, können Sie diese zum Audio- beziehungsweise Videochat erweitern. Sobald Sie die entsprechende Software auf Ihrem Rechner installieren, können Sie sich mit Ihrer Liebsten auch per Instant Messaging unterhalten. Wenn Sie nicht allzu öffentlichkeitsscheu sind, können Sie einander auch in einem Diskussionsforum näherkommen – ich selbst hatte mal mit einer heißen Frau ab fünf Uhr morgens in einem offenen Forum Spaß gehabt; wir löschten unsere Beiträge dann kurz vor sechs: Unserer Erfahrung nach war das die Uhrzeit, zu der die ersten anderen Forenteilnehmer dazustießen. Praktischerweise wurde angezeigt, wie viele Besucher und Gäste gerade anwesend waren; wir konnten also einigermaßen sicher sein, unter uns zu bleiben. Und falls Ihnen so etwas zu riskant ist, können Sie miteinander auch einen erregenden E-Mail-Verkehr mit immer schärferen Mails starten.

In diesem Kapitel soll es vor allem über den Cybersex im Chat gehen. Hier empfiehlt sich, wenn Sie sich vor Ihren ersten Kontaktversuchen zumindest mit den wichtigsten Emoticons vertraut machen, die in solchen Chats (aber auch in Mails und bei SMS-Nachrichten) gerne zum Einsatz kommen. Falls Sie davon nämlich keine Ahnung haben, Ihre Chat-Partnerin sie aber ganz selbstverständlich verwendet, bekommen Sie öfter mal Zeichenfolgen zu lesen, denen Sie ratlos gegenüberstehen – während Ihnen Ihre Chat-Partnerin gerade gestanden hat, wie heiß Sie sie machen.

Wenn Sie zum ersten Mal einen offenen Chat besuchen, sind Sie möglicherweise zunächst ein wenig orientierungslos. Alles quasselt wild durcheinander, niemand nimmt Sie wahr. Warten Sie nicht, bis Sie angesprochen werden, machen Sie sich bemerkbar. Wenn Sie angesprochen werden, antworten Sie. Passen Sie sich dabei der Gesprächsatmosphäre und Ihrem Umfeld an. Beispielsweise sollten Sie im BDSM-Chat nicht herumposaunen, dass Sie SM eigentlich für total pervers halten.

Nennen Sie weder Ihren echten Namen noch Ihren Wohnort oder Arbeitsplatz. Jemand, der darin geübt ist, kann mit den verschiedenen Suchmaschinen schon anhand von wenigen Detailinformationen über Sie herausfinden, wer Sie sind. Und auch Frauen können sich zu Stalkern entwickeln.

Wenn Sie einer Chat-Partnerin eine Mailadresse geben wollen, damit Sie sich auch mal etwas ausführlicher austauschen können, eröffnen Sie dafür am besten einen eigenen E-Mail-Account. Jedenfalls sollten Sie nicht die Mailadresse Ihres Arbeitsplatzes nutzen – das könnte zu unerwünschten Verwicklungen führen.

Vertrauen Sie fremden Leuten auch keine intimen Geheimnisse an. Die Person, die sich als süße 23-Jährige ausgibt, könnte in Wirklichkeit ein männlicher Mitfünfziger sein. Und er könnte zu Ihrem Bekannten- oder Kundenkreis gehören. Umgekehrt hindert auch Sie niemand daran, im Cyberspace eine andere Persönlichkeit oder andere sexuelle Neigungen anzunehmen. Für viele liegt in diesem Wechsel der Perspektive gerade der Reiz am virtuellen Sex. Nutzen Sie ruhig die Gelegenheit, auf ungefährliche Weise mit neuen erotischen Perspektiven zu experimentieren – beispielsweise als Macker aufzutreten, wenn Sie normalerweise eher schüchtern sind, oder Ihre devote Seite auszutesten, wenn Sie sonst gerne bestimmen, wo es langgeht.

Solange Sie nur ein wenig Vergnügen im Cyberspace haben wollen, gilt es auch nicht als Mogeln, wenn Sie Ihre Eigenschaften etwas ins Positive wenden. Jeder von Ihnen beiden möchte, dass sein Gesprächspartner eine möglichst lustvolle Zeit verbringt. Also machen Sie sich ruhig ein paar Jahre jünger, einige Zentimeter größer, schlanker, besser gebaut, sonnengebräunt und muskulös. Umgekehrt ist Ihnen vermutlich auch klar, dass Sie nicht wirklich mit einer rassigen Schönheit sprechen, die aussieht wie Penelope Cruz und grundsätzlich nur in verlockenden Dessous vor dem Computer sitzt. Aber Sie lassen sich gerne in eine entsprechende Phantasie fallen.

Weil Sie nie sicher wissen, ob Sie es auch wirklich mit dem Menschen zu tun haben, von dem Sie es annehmen, sollten Sie eine gewisse emotionale Distanz bewahren. Dabei geht es nicht nur um Männer, die sich als Frauen ausgeben und umgekehrt. Cybersex bietet zum Beispiel auch vielen eigentlich eher spröden und zurückhaltenden Frauen die Möglichkeit, Lust und andere verborgene Persönlichkeitsanteile zu zeigen, ohne als verdorbenes Luder zu gelten. Das bedeutet nicht, dass dieselbe Frau auch außerhalb des Internets die Frau Ihrer erotischen Träume ist. Machen Sie sich klar, dass Sie beim Cybersex eine Phantasiewelt betreten, die sich nicht einfach in die Realität übersetzen lässt. Verknallen Sie sich nicht in ein Traumbild.

Ein weiterer Grund dafür: Cybersex ermöglicht es Leuten, von jetzt auf gleich spurlos zu verschwinden. Dagegen sind Sie machtlos. Entwickeln Sie also auch deshalb keine zu starke emotionale Verbindung – schon gar nicht bei der ersten Begegnung. Die Zahl der Menschen, die im Web den Partner fürs Leben gefunden haben, ist noch immer ziemlich gering. Aber auch Sie dürfen sich diese Freiheit eines schnellen Abschieds nehmen. Wenn plötzlich ein Missbehagen in Ihnen aufkommt oder sich die Sache nicht so entwickelt wie erhofft, können Sie den Kontakt jederzeit beenden.

Generell gilt, dass Sie sich beim Chatten kurz fassen sollten. Für die Darstellung ausschweifender Phantasien fehlt Ihnen schlicht die Zeit – denn in den Minuten, die Sie zum Eintippen benötigen, sitzt Ihre Partnerin vor dem Rechner und langweilt sich. Kurze Statements mit treffenden Reizworten müssen genügen. Erst im Wechselspiel mit den Erwiderungen Ihrer Partnerin wird daraus die große erotische Phantasie.

Ab einem bestimmten Punkt ist Ihre Erregung hoffentlich so stark, dass Sie keine Lust mehr haben, weiter vollständige Sätze in die Tastatur zu tippen. Ab hier genügt es, nur noch einzelne Satzfetzen und Bruchstücke einzugeben. Auch die Verwendung der Comicsprache (»hechel«, »lechz«) ist erlaubt. Ihrer Partnerin dürfte schnell klar werden, woran es liegt, dass von Ihnen nichts Ausführliches mehr kommt.

Profis haben vor dem Beginn der Cyber-Session bestimmte Floskeln in einer Textdatei hinterlegt, die zu den unterschiedlichsten Zeitpunkten passen (etwa »Ja, das ist geil, Baby, das macht mich echt an!!«). Diese kopieren sie dann aus ihrem Textdokument heraus und fügen sie in die Chat-Zeile ein.

Abschließend noch ein paar Sätze zu den Schattenseiten des Internets. Mitunter sitzen Sie Stunden vor dem Monitor, ohne dass Ihnen richtig bewusst wird, wie viel Zeit inzwischen vergangen ist. Versuchen Sie, solche Dinge im Auge zu behalten. Denken Sie außerdem daran, dass gerade der einfach und scheinbar problemlos zu erreichende Kick des virtuellen Sex auch eine verhängnisvolle Verführung darstellen kann. Selbst Leute, die sich bei sozialen Netzwerken wie Facebook eintragen, berichten über regelrechte Entzugserscheinungen, wenn sie längere Zeit nicht online sein können. Achten Sie also darauf, ob der Cybersex für Sie nicht zu einer derartigen Gewohnheit wird, dass Sie darüber Kontakte zu Frauen in der echten Welt (oder andere wichtige Dinge) vernachlässigen.

31 Ein Gast im Bett: Liebe zu dritt

Der »flotte Dreier«, Sex mit zwei Frauen zugleich zu haben, ist eine heiße erotische Phantasie, die in sehr vielen Männerköpfen herumspukt. Doppelt so viele Frauen, das bedeutet doppelt so viele Hände, Münder und Zungen – und damit doppelt so viel Lust. So manches Männerherz schlägt auch schneller bei der Vorstellung, dass sich die beiden Frauen miteinander vergnügen könnten und man unmittelbar dabei ist, nicht nur als Zuschauer, sondern als Teil der Action. Wie wäre es wohl, fragt sich mancher, wenn ich zum Beispiel meine Partnerin von hinten nehme, während sie eine andere Frau leckt, die wiederum mit mir Zungenküsse austauscht? Nettes Kopfkino – aber lässt es sich auch in die Wirklichkeit umsetzen? Und ist Liebe zu dritt wirklich so toll, wie man sich das gerne ausmalt, oder birgt er nur Sprengstoff für Konflikte?

Entsprechende Befürchtungen sind nicht unbegründet. Schon wenn man zu zweit miteinander ins Bett geht, ist dies mit tiefen Gefühlen verbunden, zu denen auch negative Emotionen wie Ängste und Unsicherheiten gehören. In einer Dreierkonstellation lädt sich dieses potentielle Spannungsfeld noch einmal stärker auf. Wie riskant ist es zum Beispiel, dass Ihre Partnerin auf die zweite Frau eifersüchtig wird, wenn Sie ihr in den Augen Ihrer Partnerin zu viele Zärtlichkeiten zukommen lassen? Was ist, wenn Sie tatsächlich tiefere Gefühle für die zweite Frau entwickeln – oder feststellen, dass sie auf erotischer Ebene deutlich geschickter als Ihre Partnerin ist und Sie sexuell viel mehr auf Touren bringt? Oder stellen Sie sich die umgekehrte Situation vor: Statt oder nach einer zweiten Frau ziehen Sie einen zweiten Mann für Dreierspiele hinzu, und Ihre Liebste gibt sich dessen Liebkosungen dermaßen hin, dass Sie sich wie das fünfte Rad am Wagen fühlen? Und mit wem möchten Sie später über das Gefühlschaos sprechen, das dieses Erlebnis vielleicht in Ihnen ausgelöst hat?

Das alles spricht dafür, dass Dreiersex vor allem für eine wirklich stabile Partnerschaft geeignet ist und sensible Menschen davon eher die Finger lassen sollten. Allerdings habe ich mich sowohl beruflich als auch privat mit einer ganzen Reihe von Männern und Frauen unterhalten, die ein solches Erlebnis hatten, und alle wirkten noch im Nachhinein begeistert davon. Bei keinem von ihnen war es zu einer emotionalen Katastrophe gekommen.

Was können Sie dafür tun, dass auch Sie zu den Glücklichen gehören? Die erste Hürde besteht darin, dass Sie Ihrer Liebsten diese Idee unterbreiten müssen, ohne dass sie den Eindruck gewinnt, sie alleine genüge Ihnen nicht mehr. Bevor Sie hier ein Fass aufmachen, das Sie hinterher nicht mehr zubekommen, ist es vernünftig, zunächst ganz vorsichtig abzuklopfen, was sie von dieser Sache generell hält. Sprechen Sie also zunächst nicht von sich selbst, sondern von anderen Leuten, und finden Sie heraus, wie Ihre Partnerin zu deren Treiben steht. Wenn sie den Gedanken grundsätzlich reizvoll findet, können Sie ja mit der Frage nachhaken, ob sie sich das auch für sich selbst vorstellen könne.

Es ist wichtig, dass Ihre Partnerin von sich aus Lust darauf entwickelt. Drängen Sie sie zu nichts, was sie nicht will. Und falls Sie derjenige sind, der von seiner Partnerin danach befragt wird: Lassen Sie sich zu nichts drängen, bei dem Sie eigentlich ein schlechtes Gefühl haben. Achten Sie auf Ihre eigenen Grenzen, statt sie Ihrer Partnerin zuliebe zu ignorieren und sie dann eben dafür verantwortlich zu machen.

Falls Sie beide sich für ein solches Abenteuer begeistern können, kommt recht schnell die Frage auf, woher Sie die dafür benötigte dritte Person nehmen. Der eigene Bekanntenkreis dürfte in der Regel weniger in Frage kommen. Erstens wollen Sie vermutlich nicht alle Ihre Freunde der Reihe nach abfragen, ob einer von ihnen Lust hätte, mit Ihnen beiden in die Kiste zu steigen. Zweitens werden die möglichen emotionalen Verwicklungen umso kritischer, je mehr man es mit jemandem zu tun hat, zu dem bereits eine Beziehung besteht und den man auch nach dem Dreiersex ständig wiedersieht. Da ist es schon vernünftiger, in Swingerclubs und auf den einschlägigen Erotikportalen auf die Suche zu gehen. Wenn man über das nötige Kleingeld verfügt, kann man persönliche Verstrickungen noch sicherer vermeiden, indem man ein Callgirl engagiert, zu dessen Angebot auch erotische Spiele zu dritt zählen.

In jedem Fall sollten Sie aber niemanden als zweite Frau auswählen, die Ihrer Partnerin deutlich überlegen ist, was bestimmte körperliche Vorzüge angeht (flacherer Bauch, vollere Brüste, längere Beine). Das kann sonst zu Komplexen oder Minderwertigkeitsgefühlen führen.

Sobald Sie von der Phase des Phantasierens in die Phase des realistischen Planens übergehen, sollten Sie mit Ihrer Partnerin ganz konkret miteinander besprechen, was für Sie beide eigentlich erlaubt ist und was nicht. Ist Küssen okay? Ist es okay, in den Körper der dritten Person einzudringen? Wie sieht es mit anderen sexuellen Handlungen aus – einschließlich Dirty Talking, das oft intimer sein kann als der Akt an sich? Einigen Sie sich darauf, wo die Grenzen verlaufen sollten, und halten Sie sich später daran.

Lassen Sie ein weiteres Vorgespräch stattfinden, wenn Sie sich zu dritt treffen. Weiß jeder, worauf er sich einlässt? Gibt es noch bestimmte Wünsche bei einem der Beteiligten oder Sorgen und Ängste, die ausgeräumt werden könnten? Denken Sie daran, dass auch die dritte Person kein lebendes Sex-Toy ist, sondern ein Mensch mit seinem eigenen Wesen und seinen eigenen Bedürfnissen.

Wenn Sie die Sache schließlich durchziehen, sollten Sie immer darauf achten, dass sich Ihre Partnerin zu keinem Zeitpunkt vernachlässigt vorkommt. Im Gegenteil: Widmen Sie ihr so durchgehend wie möglich Ihre Aufmerksamkeit und halten Sie immer wieder Augenkontakt. Ihr muss klar sein, dass sie für Sie immer an erster Stelle steht. Wenn Sie sicherstellen wollen, dass sich bei einem Dreier niemand übergangen fühlt, können sich jeweils zwei aus Ihrer Runde damit beschäftigen, die dritte Person zu verwöhnen, was dann mehrmals wechseln kann.

Für Männer besteht bei einem Dreier vor allem die Gefahr, dass es ein allzu kurzes Vergnügen wird. »Doppelt so viel Lust«, wie eingangs erwähnt, kann eben auch bedeuten, dass es nur halb so lange bis zum Orgasmus dauert. Und wenn man nicht gerade sehr jung ist, braucht es danach womöglich seine Zeit, bis man wieder einsatzbereit ist. Lassen Sie es also lieber gemächlich angehen. Wenn Ihre Partnerin eine bisexuelle Seite hat, möchten Sie vielleicht auch erst mal einfach nur den Anblick genießen, wie diese beiden Frauen zärtlich zueinander sind.

In den meisten Fällen ist es am besten, wenn sich das Dreiergrüppchen nach dem Sex wieder auflöst und der »Gast im Bett« nicht beispielsweise bis zum Frühstück am nächsten Morgen dableibt. Auch durch einen solchen klaren Schnitt können Sie deutlich machen, dass Ihre Partnerschaft für Sie beide an erster Stelle steht. Zu zweit können Sie sich am besten darüber unterhalten, was Ihnen gefallen hat, was nicht so sehr und ob Sie diese Erfahrung wiederholen möchten.

32 Leck mir die Stiefel, Schatz: Erregende Dominanz

Es gibt wohl keine andere erotische Variante, die sich von einem stark tabuisierten Nischenthema zu einem regelrechten Trend entwickelt hat wie sexuelle Spiele im Zusammenhang mit Macht und Unterwerfung (heute gerne unter dem breiten Oberbegriff SM beziehungsweise BDSM zusammengefasst). Vor allem in der wissenschaftlichen Sexualforschung hat der Sadomasochismus seinen früheren Ruf, geistigen Störungen zu entspringen, weitgehend verloren. So gelangte in den letzten Jahren eine Studie nach der anderen zu der Erkenntnis, dass Leute, die auf SM-Spiele stehen, sich in keiner Weise von ihren Mitmenschen unterscheiden, was geistige Gesundheit und Stabilität angeht. Weder waren sie in ihrer Kindheit missbraucht worden noch therapiebedürftig, noch hielten sie an überholten Geschlechterrollen fest. Eine Untersuchung der klinischen Psychologin Dr. Pamela Connolly zeigte sogar, dass seelische Störungen wie Depressionen, Angstneurosen und Zwangsverhalten unter den Mitgliedern der SM-Gemeinschaft etwas weniger verbreitet waren als in der Allgemeinbevölkerung. Und eine in der Fachzeitschrift *Journal of Sexual Medicine* vorgestellte Studie der australischen Universität von North South Wales, an der 20.000 Personen teilnahmen, gelangte zu dem Ergebnis, dass SM-Anhänger glücklicher als andere Menschen waren. Die an der Studie beteiligte Professorin Juliet Richters vermutet als Ursache dafür: »Möglicherweise befinden sich diese Menschen mehr im Einklang mit sich selbst, weil sie etwas Ungewöhnliches mögen und sich gut dabei fühlen.« Auch im *Gesundheits-Brockhaus* kann man etwa unter dem Eintrag »Masochismus« nachlesen: »Werden die masochistischen Bedürfnisse in gegenseitigem Einvernehmen mit entsprechend veranlagten Sexualpartnern ausgelebt, wird Masochismus weder für den Betroffenen noch für andere zum Problem. Innerseelische und partnerschaftliche Komplikationen drohen meist nur dann, wenn die masochistischen Bedürfnisse verschwiegen, verdrängt oder nur unter großen Schuldgefühlen ausgelebt werden.«

Allerdings haben diese Erkenntnisse viele noch immer nicht erreicht. Als etwa im Jahr 2005 das Institut für Demoskopie Allensbach eine Umfrage für das Wissenschaftsmagazin *GEO* durchführte, welches sexuelle Verhalten die Deutschen verwerflich fänden, ernteten SM-Praktiken noch vor Seitensprüngen und Prostitution am meisten Ablehnung (etwa 56 Prozent in der Gruppe der 16- bis 19-Jährigen und 59 Prozent bei den Über-60-Jährigen). Insbesondere Boulevardmedien wie die *Bild-Zeitung* und Alice Schwarzers *Emma* tragen immer mal wieder mit ebenso reißerischen wie abwertenden Artikeln dazu bei, erotische Unterwerfungsspiele weiterhin ins Zwielicht zu rücken. Aber bei knapp der Hälfte der Bevölkerung verfängt dieses Vorgehen eben auch *nicht* mehr. Dazu mag die Tatsache beitragen, dass beispielsweise Spiele mit Fesseln und Handschellen inzwischen ganz selbstverständlich neben vielen anderen Praktiken in den Sexratgebern der bekanntesten Verlage erscheinen und auch in Zeitschriften wie der *Cosmopolitan* und der *Men's Health* als eine Variante von vielen vorgestellt werden, miteinander im Bett Spaß zu haben.

Allerdings wurden über keine andere sexuelle Spielart dermaßen dicke Wälzer als Handbücher geschrieben. Der Grund dafür liegt in der Gratwanderung und damit dem besonderen Ausmaß an Überlegung, das für SM-Spiele nötig ist. Einerseits sollen sie sich anfühlen, als ob man seinen Partner unterwirft und zu bestimmten Dingen zwingt, andererseits muss alles vollkommen freiwillig erfolgen. Einerseits geht es um das Austeilen von Unannehmlichkeiten, andererseits sollen keine körperlichen oder seelischen Schäden entstehen. Was dabei alles hilfreich ist, kann ein so kurzes Kapitel wie dieses nicht erschöpfend behandeln – erst recht nicht, wenn man sich das immense Spektrum der vorstellbaren SM-Praktiken vor Augen führt. Hier kann ich Ihnen nur einige grundsätzliche Ratschläge nennen:

- Wählen Sie nur eine Frau, der Sie vollständig vertrauen, als Partnerin für solche Spiele. Sie sollte sowohl verantwortungsbewusst sein als auch kompetent genug, um zum Beispiel auch mit unerwarteten Problemen umgehen zu können.

- Versuchen Sie nicht, gleich beim ersten Mal in die Vollen zu gehen und alle Register zu ziehen, nur weil das in erotischen Filmen so aufregend aussieht. Experimentieren Sie zunächst lieber mit einfachen Rollenspielen oder Fesselungen mit Tüchern und schauen Sie, wie Sie seelisch und körperlich damit zurechtkommen. Die Schrauben fester anziehen kann man später immer noch.

- Am besten ist es, wenn Sie sich vor dem Spiel mit Ihrer Partnerin zusammensetzen und darüber sprechen, welche Erwartungen jeder von ihnen hat.

- Wenn es Ihnen zu peinlich ist und schwerfällt, Ihrem Partner von bestimmten Begierden zu berichten, können Sie ihm vorher auch einen kleinen Brief oder einen »Wunschzettel« schreiben, den er alleine in Ruhe lesen kann. Das senkt auch das Risiko, dass etwas Wichtiges vergessen geht.

- Bei diesem Vorgespräch sollten Sie auch etwaige Tabus ansprechen sowie gesundheitliche Aspekte. Wenn Sie beispielsweise mit einer Frau spielen wollen, die nicht weiß, dass Ihre Knie ziemlich ruiniert sind, müssen Sie ihr erklären, dass langes Knien für Sie eher schmerzhaft als erregend ist. Auch bestimmte medizinische Störungen (Asthma, Epilepsie, Kreislaufstörungen) könnten zu überraschenden

Problemen führen, auf die Ihre Partnerin vorbereitet sein sollte.

- Viele Menschen haben Angst, dass die Art, wie sie sich in SM-Spielen zeigen, auch in den Alltag hineinspielen könnte. Nimmt Sie Ihre Partnerin noch ernst, nachdem Sie vor ihr über den Fußboden gerobbt sind? Viele SM-Liebhaber konnten dieses Problem lösen, indem sie durch ein klares Ritual – etwa das Anlegen eines Halsbandes – klar signalisieren, dass sie gemeinsam in eine Phantasiewelt tauchen. Es kann auch helfen, wenn Sie sich im Spiel mit Namen anreden, die Sie sonst nicht verwenden (»Herrin« etc.). Mit einem Abschlussritual (Ablegen des Halsbands) kehren Sie beide wieder in Ihre gleichberechtigte Partnerschaft zurück.
- Für SM-Spiele benötigen Sie eine größere zeitliche Nische als für die meisten anderen sexuellen Erlebnisse. Sie möchten vermutlich vor und nach dem Spiel darüber sprechen, und es empfiehlt sich oft nicht, sofort wieder in den Alltag zurückzukehren, wenn man noch ein wenig konfus ist.
- Legen Sie von Anfang an alles zurecht, was Sie benötigen. Wenn Sie erst lange nach etwas kramen müssen (beispielsweise passenden Fesseln), während Ihr Partner untätig herumsitzt, vergeht Ihnen beiden die Lust vermutlich schnell.
- Lassen Sie niemals jemanden alleine, der gefesselt ist.

Nach dem Spiel können Sie dann klären, welche Ihrer Erwartungen erfüllt wurden, was Ihnen besonders gut gefallen hat, was noch besser laufen könnte und wie es Ihnen beiden emotional dabei gegangen ist. Auch wenn sich im Verlauf dieses Spiels neue Phantasien und Ideen gemeldet haben, können Sie das hier zur Sprache bringen. Dieses Gespräch sollte möglichst frei von Vorwürfen erfolgen. Vermutlich hat keiner von Ihnen beiden eine Ausbildung zur professionellen Domina hinter sich; Sie müssen also zwangsläufig mit Learning-by-Doing arbeiten.

Schenken sie Ihrer Liebsten besser Ihre Anerkennung für alles, was sie ohne Probleme hinbekommen hat. Das gilt insbesondere, wenn Sie so ein Spiel gerne wiederholen würden.

33 Eine heikle Sache: Sex gegen Geld

Es gibt unterschiedliche Schätzungen darüber, wie viele Männer pro Tag in den Genuss käuflicher Liebe kommen, aber es handelt sich jeweils um erstaunlich hohe Zahlen. Diese überraschen besonders, wenn man bedenkt, dass kaum ein Mann offen über seine Erfahrungen mit Prostituierten berichtet – zumindest nicht außerhalb der Anonymität von Internetforen, in denen Freier schildern, wie es ihnen bei verschiedenen Huren ergangen ist.

Obwohl in den letzten Jahren die Legalisierung von Sex-Arbeit weit vorangetrieben wurde, bleibt Prostitution ethisch ein zweischneidiges Schwert. Dabei geht es weniger um das verächtliche Geplapper über Männer, die sich »eine Frau kaufen«. Diese Männer bezahlen in der Regel für eine Dienstleistung, und eine Frau hat genauso das Recht, frei über ihren Körper zu verfügen, wie ein Bauarbeiter – und nicht nur in diesen beiden Berufen besteht das Risiko, dass sie diejenigen, die sie ausüben, körperlich oder seelisch zermürben. Trotzdem ist Prostitution ein heiklerer Bereich als andere Tätigkeiten.

Wenn ich mit einer Frau ins Bett gehe, möchte ich sicher sein, dass sie sich aus wirklich freien Stücken darauf einlässt. Im Bereich der käuflichen Liebe kann ich diese Freiwilligkeit aber oft nicht eindeutig feststellen. Da werden wir nämlich erstens mit dem Bereich der Zwangsprostitution konfrontiert: Insbesondere Frauen aus dem Ausland werden häufig unter falschen Versprechungen hierhergelockt und gezwungen, anschaffen zu gehen.

Die Zahl der Betroffenen wird zwar häufig überschätzt, dennoch ist dieses Verbrechen ein Problem, das man nicht unter den Teppich kehren darf. Zweitens gibt es diversen Untersuchungen zufolge viele Frauen, die in jungen Jahren Opfer sexueller Gewalt geworden sind, also beispielsweise als Mädchen missbraucht wurden, und den Job einer Prostituierten als Folge ihrer lädierten Psyche wählen. Drittens möchten unzählige Prostituierte diesen Beruf eigentlich aufgeben, müssen aber feststellen, dass sie sich nicht davon lösen können – beispielsweise weil sie keine »richtige« Berufsausbildung haben und einem möglichen Arbeitgeber schlecht die jahrelange Lücke in ihrem Lebenslauf erklären können. Die hundertprozentige Freiwilligkeit, die man sich beim Sex mit einer Frau wünschen würde, ist bei Prostituierten also oft nicht gegeben.

Falls Sie aber trotz solcher Bedenken eine Prostituierte aufsuchen möchten, sollten Sie wenigstens die wesentlichen Tipps kennen, um ein solches Erlebnis für Sie beide möglichst angenehm werden zu lassen. Was das Thema Zwangsprostitution angeht, nennt die Frauenhilfsorganisation »Terre des Femmes« verschiedene Anzeichen, die einen Freier Verdacht schöpfen lassen sollten: etwa wenn die Liebesdienerin unruhig oder eingeschüchtert wirkt, sie sich offenbar Tag und Nacht durchgehend im Club aufhält, sie keinen Kontakt zu anderen Frauen hat, das Honorar nicht selbst abkassiert, bestimmte Kunden oder Handlungen nicht abweisen darf und natürlich wenn sie Spuren von Misshandlungen aufweist. Falls Ihnen hier etwas nicht astrein erscheint, sollten Sie die Polizei verständigen oder der betreffenden Frau direkt Ihre Hilfe anbieten. Viele Freier tun das. »Männer können nach wie vor über ihre ›Helferseiten‹ erreicht werden« berichtete vor einigen Jahren die Männerberatungsstelle PfunzKerle. »Der Schutz von Frauen scheint ein tragfähiges Segment des Selbstverständnisses von Männlichkeit zu sein. Außerdem scheint bei nicht wenigen

Männern eine Moral oder Ethik bei Prostitutionsbesuchen im Spiel zu sein. Zwang zur Prostitution und direkte körperliche Gewalt ist für diese Männer mit ihrem Erleben unvereinbar.«

Die folgenden Dinge sollten Sie sich zu Herzen nehmen, wenn Sie es mit Frauen zu tun haben, die ihre Sexarbeit offensichtlich freiwillig und vielleicht sogar einer gewissen Freude an ihrem Job ausüben:

- Waschen Sie sich und insbesondere Ihren Unterleib vor Ihrem Bordellbesuch genauso gründlich, wie wenn Sie mit Ihrer Frau oder Freundin in die Kiste steigen würden. Tun Sie außerdem das Notwendige, um Mundgeruch zu vermeiden (Zähneputzen, Mundwasser, Bonbon für Atemfrische).
- Kreuzen Sie nicht angetrunken im Bordell auf.
- Sorgen Sie von Anfang an für eine klare Absprache. Sagen Sie, was Sie erleben möchten, fragen Sie, was es kostet, und überlegen Sie, ob Sie das bezahlen möchten. Wenn es möglich ist, können Sie versuchen, über den Preis zu handeln. Viele Prostituierte nervt das, aber viele Freier sind damit durchaus erfolgreich. Allerdings hat eine Hure hier oft wenig Spielraum, weil sie sonst von ihren Kolleginnen dafür angegangen wird, dass sie die Preise ruiniere. Verhandeln Sie aber nicht später nach, wenn Sie sich eigentlich schon geeinigt haben. Sollte ihre Geschäftspartnerin versuchen, mittendrin nachzuverhandeln, machen Sie ihr klar, dass Sie sich dann in Zukunft jemand anderes suchen werden. Wenn die Prostituierte bestimmte Grenzen zieht (zum Beispiel keine Küsse auf den Mund), müssen Sie diese akzeptieren.
- Allerdings dürfen Sie gerne Trinkgeld geben, wenn Sie besonders zufrieden sind. So bleiben Sie in guter Erinnerung, was Sie vielleicht besonders dann möchten, wenn Sie beabsichtigen wiederzukommen.
- Antworten Sie offen und direkt auf Fragen, was Ihnen gefällt und was nicht. Das ist der falsche Zeitpunkt, verklemmt

zu sein. Es ist für eine Prostituierte anstrengend, wenn sie versuchen muss, Ihre Gedanken zu lesen oder Ihnen jede Andeutung eines Wunsches einzeln aus der Nase zu ziehen.

- Wenn Sie sich einfach auf den Rücken legen, »die Kleine mal machen lassen« und wenig Reaktionen zeigen, bringen Sie eine Prostituierte damit genauso zur Verzweiflung, wie wenn Sie das bei einer Partnerin tun würden, die dafür kein Geld kassiert. Auch eine Prostituierte sollte merken, ob Ihnen das gefällt, was sie tut, oder ob man nicht doch lieber etwas anderes probieren sollte.

- Benutzen Sie immer ein Kondom, wenn es zum Austausch von Körperflüssigkeiten kommen könnte. Wenn Sie eine Prostituierte bequatschen können, ein Gummi doch mal beiseite zu lassen, ist das vermutlich auch schon anderen Freiern gelungen.

- Es ist eine Geschäftsbeziehung. Seien Sie freundlich und respektvoll, machen Sie ruhig auch mal Komplimente, aber steigern Sie sich emotional nicht in die Sache hinein. Es handelt sich nicht um eine Liebesaffäre, und Sie sind auch nicht der weiße Ritter, der eine gefallene Frau wieder auf den Pfad der Tugend bringt. Es gefällt kaum einer Prostituierten, wenn ihr ein Freier zeigt, dass er sie für eine unmündige Frau hält, die etwas tut, das er eigentlich zutiefst unmoralisch findet.

34 Ex und hopp: One-Night-Stands ohne Reue

Wir alle wissen: Sex spielt sich nicht immer im Rahmen einer festen Partnerschaft ab. Es gibt auch mal die wilde Nummer zwischendurch, den One-Night-Stand oder die kurzzeitige Affäre, die sich vielleicht über die Dauer von zwei Wochen im Urlaub erstreckt. Manche Männer kommen nur schlecht klar damit: Sobald sie mit einer Frau intim geworden sind, fangen sie an, sich in sie zu verlieben, und es bricht ihnen das Herz, wenn ihnen dann diese Frau erklärt, es seien für sie keinerlei tieferen Gefühle und keine Aussicht auf mehr damit verbunden gewesen. Andere hingegen haben keine Probleme damit, abends durch die Clubs zu ziehen und jede Nacht eine andere abzuschleppen. Ob sexuelle Abenteuer, die keine Zukunft haben, etwas für Sie sind, hängt ganz von Ihrem Naturell ab.

Grundsätzlich ist es gut, wenn beide Partner von Anfang an wissen, woran sie sind. Stellen Sie vor dem One-Night-Stand klar, worum es Ihnen geht – nicht danach. Wenn einer von Ihnen insgeheim tiefere Gefühle hegt, kann das zur emotionalen Katastrophe ausarten. Allerdings ergibt sich die Einsicht in die richtige Entscheidung oft auch erst, während man einander intimer kennenlernt. Auch dann sollte man allerdings so früh wie möglich klarstellen, was Sache ist.

Unter dem Begriff »fuck buddies« kennt man im Englischen ein Mittelding aus One-Night-Stand und fester Partnerschaft: Man ist gut miteinander befreundet, aber nicht zusammen, und wenn einer von beiden triebig ist, hat er gute Chancen, diesen Trieb beim anderen befriedigen zu können. Wenn Ihre Wahl auf diese oder eine ähnliche Form von Sex ohne Verpflichtungen fällt, sollten Sie folgende Dinge beherzigen:

- Lassen Sie sich auf keine One-Night-Stands ein, wenn das für Sie nur einen Weg dafür darstellen soll, eine feste Partnerin zu finden. Wenn Sie ständig über die Frau nachgrübeln, die Sie flachgelegt haben, dann läuft bereits etwas falsch. Dasselbe gilt, wenn es Sie verletzt zu hören, dass diese Frau auch mit anderen in die Kiste steigt.
- Dasselbe gilt für Ihre Partnerin. Suchen Sie sich also für solche Abenteuer besser eine oberflächliche Tussi oder eine ge-

fühlsarme Narzisstin als eine nette Frau, von der Sie wissen oder ahnen, dass sie Ihnen immer schon mal näherkommen wollte.

- Versauen Sie den unverbindlichen Sex nicht, indem Sie zu viel von dem einbringen, was Sie im Innersten umtreibt. Erzählen Sie also besser nichts von den widersprüchlichen Gefühlen, die Sie immer noch für Ihre Ex empfinden, von der schwierigen Beziehung zu Ihrem Vater oder von Ihren Therapieerfolgen.

- Verzichten Sie auf Klaviermusik, rote Rosen und Kerzenschein.

- Einmal-Sex ist bei weitem unkomplizierter, wenn man seiner Partnerin nicht täglich in der Nachbarschaft, im Freundeskreis oder am Arbeitsplatz wiederbegegnet. Falls Ihnen nicht einfällt, wo Sie außerhalb Ihres Bekanntenkreises eine entsprechende Frau finden: Es gibt mittlerweile Websites für solche Kontakte.

- Stellen Sie sicher, dass Sie selbst befriedigt werden. Sagen Sie Ihrer Partnerin ohne Umschweife, was Sie dafür brauchen. Seien Sie offen für vielversprechende Experimente, aber lassen Sie sich nicht auf Dinge ein, von denen Sie genau wissen, dass sie Ihnen keinen Spaß machen. Ein gewisser Egoismus gibt One-Night-Stands erst den richtigen Kick. Hier stimmt ausnahmsweise wirklich mal der alte Spruch: Wenn jeder an sich selbst denkt, ist an jeden gedacht.

- Schützen Sie Ihre Partnerin vor einer Schwangerschaft und sexuell übertragbaren Krankheiten.

- Vermeintlich problemloser Sex stellt sich oft dann als doch nicht problemlos heraus, wenn sich Ihre Gespielin in einer festen Beziehung befindet.

- Schalten Sie nicht mit demselben Partner zu viele One-Night-Stands hintereinander. Auf diesem Weg entwickelt sich unweigerlich eine Beziehung: zum einen auf psychologischer Ebene, weil Sie einander immer besser kennenlernen und vertrauter miteinander werden, zum anderen aber auch durch hormonelle Einflüsse, etwa durch die Ausschüttung des »Bindungshormons« Oxytocin.

Eine Ermessensfrage ist es, ob der Sex bei Ihnen stattfinden soll oder bei der Frau, auf die Sie es abgesehen haben. Was dafür spricht, sich bei Ihnen zu treffen:

- Sie haben freien Zugriff zu allem, was Sie entweder noch in der Nacht der Lüste brauchen (Kondome, CDs mit passender Musik) oder spätestens am nächsten Morgen (Zahnbürste, frische Unterwäsche und so weiter).
- Die Begegnung findet in der Vertrautheit Ihres eigenen Bettes statt.

Was dafür spricht, sich bei der Lady zu treffen:

- Sie kennt Ihre Adresse nicht, was es ihr schwerer macht, Ihnen nachzustellen, falls sie sich doch in Sie verknallt.
- Sie können sich nachts heimlich davonmachen, statt in der blöden Situation zu sein, der betreffenden Frau ein gemeinsames Frühstück anbieten zu müssen, was Sie wieder an den Rand des Abgrunds einer ernsteren Beziehung bringen könnte.

Wenn Sie peinliche Abschiedsszenen vermeiden möchten, verziehen Sie sich, bevor Ihr One-Night-Stand aufwacht. Hinterlassen Sie keine Geldscheine auf dem Nachttisch – es sei denn, sie stammen aus dem Monopoly-Spiel und die beglückte Dame teilt Ihren merkwürdigen Humor.

35 *Sind Sie eigentlich noch normal?*

Der US-amerikanische Sexualtherapeut Dr. Marty Klein verrät auf seiner Website (www.sexed.org), welche Frage man ihm öfter als jede andere im Verlauf seiner zwei Jahrzehnte umfassenden Tätigkeit gestellt habe: »Bin ich normal?« Offenbar besteht in den meisten von uns ein starkes Bedürfnis danach, sich nicht allzu sehr vom Rest unserer Gesellschaft abzuheben, nicht als »abartig«, »gestört« oder »pervers« zu gelten. Vor allem in dem Alter, in dem man seine eigene Sexualität findet, versucht man sich von Leuten und Verhaltensweisen abzugrenzen, die nicht so sind wie man selbst – oder besser gesagt nicht so, wie es sozial erwünscht ist. »Wichser« gilt auch dann als Schimpfwort, wenn fast jeder der verunglimpften Beschäftigung nachgeht, und »Igitt, das ist ja total pervers!« geht einem schneller von der Zunge, als man darüber nachgedacht hat, wo genau und mit welcher Begründung man die Grenze zwischen »pervers« und »nicht pervers« ziehen möchte.

Die wissenschaftliche Sexualforschung hat sich von dem Begriff der »Perversion« längst verabschiedet. Und das aus gutem Grund: Das lateinische Wort »perversus« bedeutet so viel wie »verkehrt« oder »verdreht«. Eine »perverse Sexualität« würde aber voraussetzen, dass es so etwas wie eine »ordnungsgemäße« Form von Sexualität gibt – und dazu wiederum gehört, dass sich fast alle darüber einig wären, wie diese Form auszusehen habe. Tatsächlich zerfällt unsere Gesellschaft aber inzwischen in sehr viele unterschiedliche Gruppen, mit komplett unterschiedlichen Auffassungen, wenn es um Sexualität geht (etwa strenggläubige Muslime, Raver, Feministinnen, katholische Fundamentalisten, die SM-Szene). Wo aber jeder wild durcheinanderquatscht, kann man von einer allgemein gültigen Übereinstimmung nicht sprechen.

Selbst »wissenschaftliche« Versuche, ein Ordnungssystem zu schaffen, ließen sich letzten Endes nicht halten. Beispielsweise gibt es für psychologische Störungen in Europa das Diagnosehandbuch *International Classification of Diseases (ICD)*. Darin galt bis zum Jahr 1993 die Homosexualität noch als eine Form von seelischer Störung, danach nicht mehr. Abertausende von Homosexuellen in Europa wurden damit über Nacht von klinischen Fällen zu völlig normalen Mitbürgern. Der Witz dabei: Noch schneller hätten sie ihre wundersame Heilung erleben können, wenn sie einfach in die USA ausgewandert wären. Dort gilt nämlich das *Diagnostic and Statistical Manual of Mental Disorders (DSM)* als oberste Leitlinie, und die strich Homosexualität bereits 1973 aus ihrer Liste. Ähnlich irre sieht es mit dem Sadomasochismus aus: Hierzulande gilt er immer noch als Störung, weil ihn die ICD entsprechend aufführt, aber in den USA wurde er bereits 1994 aus der Liste der psychischen Krankheiten gestrichen. Das riecht stark nach Willkür, ist aber schlicht die Folge von Sexualpolitik. Auch die Wissenschaft ist zu einem großen Teil ein soziales System und damit solchen Machtspielen mit Menschen unterschiedlicher Auffassung unterworfen.

Wie aber kommt es, dass ein bestimmtes Sexualverhalten früher als »pervers« galt und heute nicht mehr? Manchmal liegt es an politischem Druck, beispielsweise durch eine einflussreiche Schwulenbewegung, deren Mitglieder sich nicht länger als »abartig« abstempeln lassen wollten. In anderen Fällen ist es schlicht eine Folge der Aufklärung: Sobald wir wussten, dass man durch Selbstbefriedigung keine geistigen oder körperlichen Schäden davonträgt, begann das Tabu zu wanken – erst recht als gleichzeitig die Religion mit ihren Vorschriften und Verboten an Einfluss verlor. Und mitunter kommt die Toleranz auch durch die Hintertür: Dem wegweisenden amerikanischen Sexualforscher Alfred Kinsey etwa warfen mehrere Wissenschaftler Jahre nach der Veröffentlichung seiner Studien vor, er sei bei seinen Untersuchungen nicht ausreichend repräsentativ vorgegangen, weshalb er in seinen Statistiken verschiedene sexuelle Praktiken viel häufiger aufführte, als sie tatsächlich ausgeübt wurden. Nur: Nachdem ganz Amerika von Kinseys damals aufsehenerregenden Erkenntnissen erfahren hatte, probierten immer mehr von Kinseys Landsleuten diese Praktiken aus, die sie zuvor als unanständig betrachtet hatten, und *machten* sie auf diese Weise normal. Infolgedessen gibt es in so einigen US-Bundesstaaten zwar heute noch Gesetze, die beispielsweise Oralsex unter Strafe stellen, aber kaum jemand stört sich daran.

In einer Gesellschaft, die ständig nach neuen Reizen und Ideen sucht, gibt es sogar eine Tendenz, nach der Dinge, die früher als »pervers« abgewertet wurden, plötzlich als schick gelten. Zur Not behilft man sich hier mit einem neuen Begriff, etwa dem Amerikanismus »kinky« für etliche ausgefallenere Spielarten. *Kinky Sex: Die etwas härtere Nummer* lautet etwa der Titel eines Taschenbuchs, das im April 2011 erscheinen soll – laut Verlagsreklame »ein Aufruf, seine ›ungewöhnlichen‹ Neigungen einfach zu akzeptieren und Spaß daran zu haben«. Bezeichnend ist, dass man offenbar keinen passenden deutschen Ausdruck für das englische Wort »kinky« gefunden hat. Titel wie »perverser Sex« oder »abartiger Sex« wären wohl wenig marktgerecht gewesen.

Also gilt in unserer Kultur gar nichts mehr als abartig? Jeder kann machen, was er will? So einfach ist es nun auch wieder nicht. Die erste Einschränkung sind moralische Einwände: Ich darf nicht die Grenzen anderer Menschen überschreiten und ihnen meinen Willen aufzwingen. Jemand, der einen anderen vergewaltigt, Sex mit Leichen oder mit Kindern hat, braucht sich danach nicht zu beschweren, wenn man ihn als »pervers« beschimpft. (Bei Kindern geht man vernünftigerweise davon

aus, dass sie zu jung sind, um zum Sex einwilligen zu können.)
Auch Sex mit Tieren gilt für viele als inakzeptabel und als Tier-
quälerei. Aber hier gibt es schon wieder die ersten Grüppchen,
die solche Praktiken verteidigen. Und auch bei der Frage, inwiefern ich die Grenzen anderer Menschen überschreiten darf,
gibt es umstrittene Fälle. Ein Exhibitionist, der nackt im Stadt-
park die Leute erschreckt, macht sich strafbar (wenn er männlich ist, Exhibitionismus von Frauen bleibt unbestraft). Andererseits gibt und gab es Veranstaltungen wie den Christopher
Street Day und die Loveparade, zu denen auch ein Großteil Exhibitionismus gehörte, und zwar so viel, dass vor allem viele
Konservative befanden, damit würden ihre persönlichen Grenzen missachtet. Trotzdem werden solche Veranstaltungen von
der Mehrheit unserer Gesellschaft hingenommen. Mancher
fühlt sich genervt, aber kaum jemand bezeichnet die Mitwir-
kenden als »pervers«, auch wenn sie ihren Körper und ihre Sexualität sehr offensiv ausstellen. Vermutlich liefert aber auch
hier wieder die Masse den notwendigen Schutz. Eine Frau, die
zugedröhnt alleine durch die Fußgängerzone torkeln und jedem Vorübergehenden ihre Brüste zeigen würde, hätte ziemlich schnell den Ruf weg, gestört zu sein.

Damit sind wir bei der zweiten Einschränkung: Wenn die
Minderheit, der man angehört, allzu klein wird und man vielleicht sogar als Einzelner mit einer bestimmten Neigung da-
steht, und mag sie moralisch noch so unbedenklich sein – man
gerät damit ins Abseits und bekommt Probleme. So habe ich
beispielsweise für mein Buch *Der Kick im Kopf* einen Fetischis-
ten interviewt. Nun ist es an und für sich nichts Ungewöhnliches, einen sexuellen Fetisch zu haben, also etwas, wovon man
besonders erregt wird. Für die einen sind es schlanke Frauen-
beine, ein Waschbrettbauch, eine behaarte Männerbrust oder
reizvolle Dessous, für den anderen Leder, Lack und Latex. Für
meinen Interviewpartner war es Käse. Er gelangte fast nur in-

folge von kreativen Sexualpraktiken zum Höhepunkt, bei denen dieses Milchprodukt eine Rolle spielte. Es ist nachvollziehbar, dass dieses Faible es ihm schwermachte, eine passende Partnerin zu finden, er es vor allem bei Prostituierten für viel Geld ausleben musste und selbst diese sich befremdet zeigten. Das alles macht einen Menschen nicht gerade glücklich. Damit hätten wir neben moralischen Einwänden das zweite Kriterium dafür, dass eine bestimmte sexuelle Neigung problematisch sein könnte: Sie ist dermaßen ausgefallen, dass durch die ausbleibende sexuelle Erfüllung ein Leidensdruck entsteht.

Das meines Erachtens dritte Kriterium wäre: Ihre Neigung besitzt stark zwangsneurotische Züge. Erotische Spiele mit Augenbinden sind fein, aber wenn Sie ausschließlich zum Orgasmus gelangen, wenn Sie die Augen verbunden haben, dürfte das ein Problem darstellen. Das gilt umso mehr, wenn Ihre Neigung andere wichtige Bereiche Ihres Lebens beeinträchtigt. Beispielsweise schauen sich Millionen von Menschen Internetpornos an. Wenn Sie das aber zwanghaft sechs Stunden pro Tag machen müssen, so dass Ihre Arbeit liegenbleibt und Sie kaum mehr unter Leute kommen, dann ist auch das ein klares Handicap.

Alles in allem halte ich »Bin ich normal?« für die falsche Frage. Viel wichtiger erscheint mir: »Mache ich mit meiner Form von Sexualität mich und andere glücklich oder unglücklich?« Wenn letzteres der Fall ist, sollten Sie nach einer Lösung suchen, die unter anderem vielleicht durch eine Psychotherapie erreicht werden kann. Deren Ergebnis muss nicht so aussehen, dass Ihre Neigung völlig verschwindet (was ohnehin so gut wie nie zu erreichen ist), sondern vermutlich eher darin, dass Sie besser mit ihr zurechtkommen. Wenn Sie mit ihr jedoch vollkommen zufrieden sind und auch niemand anderen schädigen, können Sie selbstbewusst dazu stehen. Es ist dann noch nicht einmal nötig, dass Sie sich vor anderen dafür rechtfertigen – obwohl eine Diskussion über unterschiedliche Auffassungen von Sexualität sehr spannend und erfrischend sein kann.

Und was ist, wenn Ihre Partnerin oder die Frau, für die Sie sich interessieren, sexuelle Vorlieben hat, die Sie kurios finden? Auch ihr sollten Sie dann natürlich nicht an den Kopf werfen, dass sie »abartig« oder »gestört« sei. Sie können ihr aber mitteilen, dass Sie selbst mit dieser Form von Sexualität so gar nicht klarkommen und auch kein großes Interesse haben, sich damit anzufreunden. Wenn Sie miteinander ins Bett gehen möchten, sollten Sie schon etwas finden, was Ihnen beiden Spaß macht. In dieser Hinsicht unterscheiden sich weit verbreitete und sehr ungewöhnliche Praktiken überhaupt nicht voneinander.

36 Ein bisschen schwul

Wenn es um das Thema Homosexualität geht, sind wir gewohnt, Menschen in zwei Gruppen einzuteilen: Homo- und Heterosexuelle (vielleicht noch mit den Bisexuellen als dritter Gruppe dazwischen). Die einen schlafen mit Menschen des eigenen, die anderen mit Menschen des anderen Geschlechts. So zu denken ist weit verbreitet – und trotzdem irreführend. Das lässt sich am besten erkennen, wenn wir uns einmal beispielhaft das Sexualverhalten verschiedener Männer anschauen:

- Daniel ist 13. Er sitzt schon mal mit ein paar Kumpels zusammen und onaniert um die Wette.
- Peter hatte bisher nur mit Frauen Sex. Er arbeitet hauptberuflich als Erotik-Autor und hat schon viele seiner heißen Phantasien über Sex mit Männern an verschiedene Verlage verkauft.

- Klaus sitzt seit drei Jahren im Knast und hatte dabei mehrere intime Erlebnisse mit anderen männlichen Häftlingen, wobei er sich aber jedes Mal vorstellte, er sei mit einer Frau im Bett.
- Jörg schläft im Durchschnitt alle 14 Tage mit seiner Frau. Ein- oder zweimal im Jahr sucht er heimlich einen Parkplatz auf, der in der Szene als Schwulentreff bekannt ist, und lässt sich einen blasen. Öfter hat er kein Bedürfnis danach.
- Marcel arbeitet als Callboy. Er lehnt männliche Kunden nicht ab, schläft privat aber nur mit Frauen.
- Ronny besucht mit seiner Frau gerne mal einen Swingerclub. Dabei kommt es hin und wieder zu Dreiersex, bei dem er des Öfteren einem anderen Mann einen runtergeholt hat.

Welcher dieser Männer ist jetzt schwul und welcher nicht? Sexualwissenschaftler, die sich mit solchen Fragen beschäftigt haben, sind zu dem Ergebnis gekommen, dass eine solche Einteilung von Menschen, bei der man so tut, als gebe es für jeden eine eigene Schublade, wenig sinnvoll ist. Stattdessen sprechen sie von homosexuellem und heterosexuellem *Verhalten*, das die einen mehr an den Tag legen und die anderen weniger. Es gibt also kein Entweder-oder, sondern lediglich eine Skala beziehungsweise um genauer zu sein: mehrere Skalen. Auf der einen kann man beispielsweise die Häufigkeit homosexueller Erlebnisse und deren Ausprägung festhalten (einen anderen Mann zu küssen ist etwas anderes, als Analverkehr mit ihm zu haben), auf einer zweiten die Häufigkeit homosexueller Phantasien, auf einer dritten das Selbstbild des betreffenden Menschen, auf einer vierten, wie sehr er sich von Männern oder Frauen angezogen fühlt, und so weiter. Es gibt nur wenige Männer, die sich zuletzt als ausschließlich schwul oder als ausschließlich heterosexuell erweisen. »Ein bisschen schwanger« kann man nicht sein, »ein bisschen schwul« hingegen schon.

Das lässt viele beliebte Diskussionen fragwürdig werden: etwa wie viel Prozent der Bevölkerung denn nun homosexuell seien oder ob Homosexualität genetisch bedingt sei oder anerzogen. Auch die Kultur, in der man lebt, ist hier von großer Bedeutung: Im antiken Griechenland galt homosexuelles Verhalten als ebenso normal wie heterosexuelles und hatte einen ganz anderen Stellenwert als in einer stark katholisch oder islamisch geprägten Gesellschaft unserer Gegenwart.

Der regelrechte Hass, den manche Männer gegenüber anderen Männern empfinden, die ihre homosexuellen Bedürfnisse stark ausleben, ist vor diesem Hintergrund nur schwer zu erklären. Allerdings haben Untersuchungen immer wieder gezeigt, dass männliche Versuchspersonen, die Schwule stark ablehnten, von erotischen Filmen mit homosexuellen Inhalten besonders leicht erregt wurden, auch wenn sie sich das selbst nicht eingestanden. Deshalb vermuten viele Sexualforscher, dass sich hinter einer besonders starken Abneigung gegenüber Homosexualität eigene Bedürfnisse dieser Art verbergen, die der Betreffende bei sich selbst nicht akzeptieren kann und deshalb so massiv ablehnt, wie es ihm nur möglich ist. Dass sogenanntes »Schwulenklatschen«, also das Zusammenschlagen von Homosexuellen, besonders oft von Männergruppen ausgeht, deren Mitglieder sich einander stark verbunden fühlen (beispielsweise Neonazis), unterstützt diese Vermutung.

Dann mach ich's mir halt alleine: Selbstbefriedigung

37 Onanieren: Ein wertvoller und nützlicher Zeitvertreib

Wie kommt es eigentlich, dass die Bezeichnung »Wichser« für viele eine Beleidigung darstellt? Sicherlich schwingt dabei häufig die Unterstellung mit: »Der hat keine abbekommen, also muss er es sich selbst machen.« Vernünftig ist eine solche Aussage allerdings nicht. Erstens weil sich fast alle Männer selbst befriedigen, also offenkundig nicht nur die Singles. Und zweitens haben sexualwissenschaftliche Studien immer wieder erwiesen, dass Menschen, die mit einem Partner sexuell aktiv und zufrieden sind, auch gerne solo zu Werke gehen. Masturbation ist für viele ein kleines privates Versuchslabor, wo jeder für sich herausfinden kann, was ihm gefällt und was nicht.

Womöglich schwingen bei dem Wort aber auch die Fehlurteile längst vergangener Zeiten mit. In medizinischen, also hochwissenschaftlichen Texten konnte man nachlesen, für welche Unzahl schlimmster Leiden Selbstbefriedigung verantwortlich sein sollte: von der Gehirnerweichung über Schädigungen des Rückenmarks bis zu Epilepsie, Depression und zahlreichen Störungen mehr. Hier zeigte sich, wie vermeintliche Wissenschaft dazu dienen kann, einen scheinbar rationalen Rahmen für Vorurteile zu bilden, die aus anderen Bereichen stammten: in diesem Fall aus dem angeblichen biblischen Verbot der Onanie, also der »Unzucht mit sich selbst«, ohne dass der entstandene Samen zum göttlichen Auftrag des »Seid fruchtbar und mehret euch« verwendet wird. Noch im Dezember 1975 brandmarkte der damalige Papst Paul VI. diese Beschäftigung als »zumindest schwer ordnungswidrige Handlung«; Papst Johannes Paul II. ließ sie 1994 als organisch bedingtes Übel gerade noch durchgehen.

Aufgrund dieser langen und schwierigen Vorgeschichte kann man bis heute nicht unbefangen mit diesem Thema umgehen. Zwar dürfte nur eine kleine Minderheit auch heute noch Selbstbefriedigung ernsthaft als Störung betrachten. Aber die uralten Tabus stecken noch heute in vielen Köpfen. Ich merke das selbst immer wieder, wenn Menschen, die mir in politischen Debatten im Internet auf der Sachebene nichts entgegensetzen können, mich irgendwann damit angehen, dass ich ein Buch mit dem Titel *Onanieren für Profis* geschrieben habe. Dieses Verhalten legen Konservative und Rechtsradikale ebenso an den Tag wie Leute, die gerne als »aufgeklärte Linke« aufzutreten versuchen.

Wenn man das Thema Selbstbefriedigung mit einem klareren Kopf angeht, entdeckt man vielfältige Hinweise darauf, dass diese Beschäftigung vielfach sogar nutzbringend ist. Beispielsweise verkündeten im Jahr 2003 Mediziner vom Victoria Cancer Council im australischen Melbourne, dass Männer, die im Alter zwischen 20 und 30 Jahren häufiger als fünfmal die Woche einen Samenerguss hatten, damit ihr Risiko, an Prostatakrebs zu erkranken, um ein Drittel senkten. Offenbar spült die Samenflüssigkeit zellschädigende Stoffe aus der Prostata, und deren Zellen wurden so reifer und widerstandsfähiger. Für fünf Samenergüsse pro Woche genügt Partnersex alleine oft nicht, zumal damit dann wieder ein größeres Infektionsrisiko verbunden wäre. Der deutsche Wissenschaftsjournalist und Ernährungsexperte Udo Pollmer sieht hier jedenfalls echtes Potential: »Obst, Vitaminpillen, Fischöle und Selenhefe haben sich zur Prävention des Prostatakrebses durchweg als Schuss in den Ofen erwiesen. Sofern in den Schulen Unterrichtsein-

heiten zur Prävention geplant sind, sollten unsere Ernährungs-
lehrerinnen den jungen Menschen statt fragwürdiger Ernäh-
rungstipps lieber Anschauungslektüre zur Hand geben, die zur
regelmäßigen Vorbeugung von Prostatakrebs animiert.« Zu
Deutsch: Versorgt unsere Jungen endlich mit mehr Pornos!

Auch anderweitig sorgt regelmäßige sexuelle Betätigung für
mehr Gesundheit. So trainieren Sie damit die Muskulatur Ihres
Beckenbodens, bringen Ihren Kreislauf und Ihr Immunsystem
auf Trab und sorgen für die Ausschüttung von Testosteron. Dabei verhält es sich mit dem Sex wie mit dem Joggen: Mit Partner ist es schöner, aber man kann es auch problemlos alleine
machen.

In der Hochphase sexueller Lust wird nicht nur Testosteron
ausgeschüttet, sondern beispielsweise auch Adrenalin, Corti-
sol, Endorphine und Serotonin. Diese Hormone und Peptide
tragen zu einem stabileren Selbstbewusstsein bei und schützen
vor Depressionen. Entgegen dem Irrglauben früherer Zeiten
hilft Selbstbefriedigung also sogar, geistige Störungen zu unterbinden. Nicht zuletzt habe ich ja schon im Kapitel über
Spermien erklärt, dass diese nicht länger als einige Tage in Ihrem Körper fruchtbar bleiben. Wenn Sie also Nachwuchs haben möchten, aber nicht so oft Gelegenheit zum Sex mit Ihrer
Partnerin haben, bietet es sich an, die veralteten Spermien auf
eigene Faust loszuwerden, damit sich frischer Nachschub bilden kann.

Aber der gesundheitliche Aspekt stellt nur einen Teil des
Nutzens dar, der mit Selbstbefriedigung verbunden ist. Nicht
zu vernachlässigen sind die Vorteile, die diese Praktik für eine
selbstbewusste Sexualität bedeutet. Wer regelmäßig onaniert

- stärkt seine Sinnlichkeit;
- hat Gelegenheit, seine eigenen sexuellen Reaktionen zu erforschen, und kann so beispielsweise herausfinden, ob und
  wie er die Zeit bis zum Orgasmus länger strecken kann oder

was er tun muss, damit sein Orgasmus besonders heftig wird;

- kann schon mal selbständig mit verschiedenen sexuellen Situationen experimentieren, beispielsweise der Verwendung von Sex-Toys oder Sex an ungewöhnlicheren Orten als dem eigenen Bett;
- kann sich intensiver mit seinen sexuellen Phantasien auseinandersetzen;
- ist weniger darauf angewiesen, unbedingt eine Frau finden zu müssen, weil er Sex haben will, und deshalb auch eine Partnerschaft mit einer Frau einzugehen, die eigentlich gar nicht zu ihm passt oder die ihm nicht guttut;
- weiß sich auch dann zu helfen, wenn seine Partnerin krank oder abwesend ist oder viel weniger Lust auf Sex hat als er selbst.

38 Wann Selbstbefriedigung schaden kann (und wie man das verhindert)

Nach der Lektüre des letzten Kapitels haben Sie vielleicht den Eindruck gewonnen, ich halte Selbstbefriedigung für das Nonplusultra der Sexualität überhaupt, bei dem es keinerlei Bedenken und Probleme gibt. Das stimmt nicht. Zu einer realistischen Einschätzung gehört, dass man sich die Vorteile einer Sache genauso klarmacht wie ihre Nachteile und dann für sich persönlich abwägt, wie man damit umgehen möchte. Essen beispielsweise ist ebenfalls eine lebensnotwendige und ausgesprochen genussvolle Beschäftigung, weshalb ich sie nur empfehlen kann, aber wenn Sie jeden Tag acht Doppeldecker-Hamburger in sich hineinstopfen und nichts anderes, ruinieren Sie Ihre Gesundheit.

Eine Frage, die viele sich selbst oder dem Dr.-Sommer-Team der *Bravo* gestellt haben, lautet: »Onaniere ich möglicherweise zu viel?« Diese Frage ist ein bisschen seltsam, wenn man darauf ernsthaft eine Antwort erwartet, die mit festen Zahlen zu tun hat, etwa in der Art: »Oh, dreimal in der Woche ist okay, aber sechsmal ist wirklich gestört.« Ich kenne Leute, die holen sich dreimal pro Tag einen runter und stehen trotzdem erfolgreich im Berufsleben und haben einen großen Bekanntenkreis. Warum auch nicht: Etliche Leute liegen jeden Tag mehrere Stunden lang wie komatös vorm Fernseher und lassen sich berieseln, ohne dass das ihrem Beruf oder dem Pflegen ihrer sozialen Kontakte schadet.

Menschen sind nun mal sehr unterschiedlich. Wo dem einen einmal im Monat reicht, spürt der andere alle paar Stunden seinen Trieb. Das Tolle an der Selbstbefriedigung ist ja gerade, dass man niemandem dafür Rechtfertigung abzulegen hat. Das einzige Kriterium, das Sie vielleicht anlegen sollten, ist, ob Sie beginnen, sich selber zu schaden: Onanieren Sie so oft, dass wichtige Arbeit dabei liegenbleibt? Bedeutet Erotik für Sie nur noch »Internetpornos und ich«, weil Sie davor zurückscheuen, Frauen anzusprechen? Vernachlässigen Sie Ihre Partnerin? Dann haben Sie es vielleicht doch ein bisschen überzogen. Das simple Konsumieren von erotischen Filmen erscheint mitunter als verführerisch einfach – einfacher jedenfalls, als sich mit einem echten Menschen und seinem komplexen Charakter einschließlich seiner Fehler und Schwächen auseinanderzusetzen. Der kürzlich verstorbene Sexualforscher Oswalt Kolle warnte deshalb schon vor einigen Jahren davor, dass wir uns zu einer »Masturbationsgesellschaft« entwickeln könnten.

Wenn Sie es übertreiben und Ihren Penis durch eine Dauerbelastung überbeanspruchen, werden Sie es leicht selbst merken und können das Problem einfach beheben, indem Sie dem kleinen Kerl wieder mehr Ruhe gönnen. Manche Männer besorgen es sich selbst auch so heftig, dass ihr Vorhautbändchen reißt. Das kann jedoch auch beim Sex mit einem Partner passieren, und jeder Urologe weiß, was in solchen Fällen zu tun ist. Und schließlich gibt es bestimmte ausgefallene Praktiken, die zu Selbstverletzungen führen können. Manche Männer haben in diesem Zusammenhang die verrücktesten Ideen, die ich hier nicht im Einzelnen abhandeln möchte. Generell sollten Sie darauf achten, keine Gegenstände in Ihre Harnröhre zu schieben, Ihren Penis in nichts zu stecken, wo Sie ihn nicht auch problemlos wieder herausbekommen oder worin sich scharfe Kanten befinden. Zugegeben: Das alles hört sich ein bisschen so an, als würde man es einem Zehnjährigen erklären, aber in den Notaufnahmen der Krankenhäuser tauchen immer wieder Männer auf, deren Penis verletzt ist und die nicht offen erklären wollen, wie das passiert ist, oder behaupten, beim Nacktstaubsaugen mit ihrem besten Stück zufällig in die Düse geraten zu sein. Vielleicht kann man als die beiden generellen Regeln einfach festhalten: Überlegen Sie sich in einem Zustand, in dem Sie nicht erregt sind, ob eine bestimmte Masturbationsidee wirklich so toll und ungefährlich ist. Und fühlen Sie in Zweifelsfällen vielleicht besser mit Ihrem Finger oder einer Mohrrübe vor statt gleich mit Ihrem besten Stück.

Ein besonders trauriges Kapitel umfasst sämtliche Praktiken, die mit Atemkontrolle zu tun haben, etwa damit, dass Sie sich eine Tüte über den Kopf ziehen oder selbst die Luft abschnüren. Hier lautet die goldene Regel ganz einfach: Tun Sie es nicht. Das Risiko ist zu groß, dass Sie dabei draufgehen.

Zuletzt möchte ich noch einen Punkt nennen, wo sinnvoll von »zu viel« Selbstbefriedigung gesprochen werden kann: Wenn Sie sich über lange Zeit, also über Jahre und Jahre hinweg, ausschließlich auf eine bestimmte Weise zum Höhepunkt bringen, dann lernt ihr Körper, dass er nur auf diese Weise zum Orgasmus gelangen kann. Insbesondere wenn sich die von Ihnen gewählte Praktik deutlich von den Stimulationen unterscheidet, die beim Sex mit einer Frau stattfinden, kann es gut sein, dass Sie nur wenig Lust empfinden, wenn Sie dann auf einmal doch mit einer Frau Sex haben. Es ist möglich, dass Sie dann ewig brauchen, um zum Orgasmus zu gelangen. Aber auch der umgekehrte Effekt ist möglich: Sie haben sich, zum Beispiel als Sie noch bei Ihren Eltern lebten, daran gewöhnt, Ihren Solosex möglichst flott durchzuziehen, bevor Sie jemand stören oder dabei »erwischen« konnte. Als Folge davon kann es sein, dass Sie beim Sex mit einer Frau zu früh kommen. Und schließlich ist es möglich, dass Sie sich so daran gewöhnt haben, beim Masturbieren in Ihre erotischen Phantasien abzutauchen, dass Ihnen das auch beim Sex mit einer Frau passiert und Sie ein wenig weggetreten wirken.

Glücklicherweise lässt sich vieles, was einmal falsch programmiert wurde, auch wieder umprogrammieren. Sie können Ihrer Partnerin also einfach sagen, wo das Problem liegt, und den Sex mit ihr zunächst so gestalten, dass er den Techniken, mit denen Sie schon gute Erfahrungen gemacht haben, noch sehr ähnlich ist. Nach und nach lernen Sie aber um: Sie beginnen sich an den Sex mit Ihrer Partnerin zu gewöhnen. Sie wechseln bei der Selbstbefriedigung allmählich zu Techniken, die sich weniger stark vom Sex mit dieser Frau unterscheiden. Und Sie üben sich darin, Ihren Orgasmus immer weiter hinauszuschieben und über längere Zeit auf einem hohen Level der Lust zu bleiben. Damit haben Sie dieses Problem bald bewältigt.

Verbreitete Irrtümer, Miss-verständnisse und Tabus

39 Pornographie ist gut für Männer

»Pornos sind die Theorie, Vergewaltigung ist die Praxis« – solche ideologisch aufgeladenen Sprüche aus den siebziger Jahren mögen vielen aus heutiger Sicht vorkommen wie finsterste Vergangenheit. Allerdings tritt die Angst vor erotischen Fotos und Filmen alle paar Jahre wieder zum Vorschein – zuletzt 2007, als eine *Stern*-Reportage die Furcht vor einer angeblichen »Generation Porno« schürte. Gemeint war damit eine durch die leichte Verfügbarkeit von Pornos im Internet sexuell angeblich immer aggressivere und immer enthemmtere Jugend.

Erst der angesehene Jugendforscher Professor Klaus Hurrelmann brachte in einem Interview mit der *Zeit* das Schrillen der Alarmglocken zum Verstummen: »Die Generation Porno ist ein Schreckgespenst«, erklärte Hurrelmann. »Das kann man schon nicht mehr in Prozenten ausdrücken – es sind Promilleanteile eines Jahrgangs, bei denen es, wie wir das sagen, zu riskantem Sexualverhalten kommt. Die Zahl ist seit Jahren gleich.« Etwa ein Jahr später gab die Studie *Jugendsexualität 2010* der Bundeszentrale für gesundheitliche Aufklärung Hurrelmann Recht: Die Jugendlichen der angeblichen »Generation Porno« erleben ihr erstes Mal früher als vergangene Jahrgänge, dies geschieht in der Regel in einer festen Beziehung. Jugendliche verhüten auch so gut wie nie zuvor und sprechen heute weit ausführlicher mit ihren Eltern darüber als in zurückliegenden Jahrzehnten.

Auch viele andere Behauptungen der Anti-Porno-Lobby wurden in den letzten Jahrzehnten durch immer neue Untersuchungen widerlegt. Stattdessen schälte sich in der Forschung immer mehr ein positiver Einfluss erotischer Filme heraus. So wies bereits 1989 die amerikanische Psychologieprofessorin Kathryn Kelley nach, dass Männer, die sich pornographische Filme angeschaut hatten, schneller bereit waren, einem leidenden weiblichen Opfer zu helfen, als Männer, denen man keine Pornos gezeigt hatte. Einen vergleichbaren Effekt konnte auch der Sexualforscher David P. J. Przybyla aufzeigen. Und die Soziobiologin Linda Mealey gelangte auf der Grundlage solcher Studien zu dem klaren Fazit: »Die Analysen von Forschungen, die sowohl im Labor als auch in Alltagssituationen vorgenommen wurden, zeigen, dass feindselige Gefühle oder Handlungen gegenüber Frauen durch Pornographie *nicht* begünstigt werden. Im Gegenteil, Pornographie kann diese Tendenzen abschwächen.«

Vermutlich weil die Vorurteile gegenüber pornographischen Filmen in vielen Köpfen sehr fest sitzen, dauerte es mehrere Jahrzehnte, bis ihre positiven Auswirkungen einer breiten Öffentlichkeit bekannt wurden. Erst im Januar 2010 titelte die amerikanische Zeitschrift *Psychology Today* »Pornographie ist gut für Sie«. Grundlage für diesen Beitrag war eine Reihe aktueller Untersuchungen, die stark darauf hindeuten, dass es sich bei den vermeintlichen schädlichen Auswirkungen pornographischer Streifen um einen Mythos handelte.

Einer der von *Psychology Today* zitierten Wissenschaftler ist Milton Diamond, Professor für Reproduktionsbiologie, der seine Erkenntnisse 2009 in der Fachzeitschrift *International Journal of Law and Psychiatry* dargelegt hatte. Diamond hatte dabei die Ergebnisse zusammengetragen, zu denen andere Wissenschaftler im Verlauf jahrzehntelanger Forschung gelangt waren, und diese einer kritischen Analyse unterzogen. Das Ergebnis: Es gibt keine stichhaltigen, überprüfbaren Belege dafür, dass Pornographie für irgendeines der gesellschaftlichen Übel verantwortlich ist, die man ihr oft zuschreibt. Stattdessen nahm nirgendwo dort, wo Pornographie leichter verfügbar wurde, die Häufigkeit von Sexualverbrechen zu – oft nahm sie sogar ab. Zu den vielen Ländern, wo man diesen Zusammenhang untersucht hatte, zählte auch Deutschland. Bei Männern, die wegen Vergewaltigung verurteilt worden waren, erwies sich häufig, dass man ihnen in der Jugend verboten hatte, sich Pornos anzuschauen. Auch in späteren Jahren konsumierten Vergewaltiger und Männer, die Kinder missbrauchten, weniger Pornos als der Rest der männlichen Bevölkerung. Zudem verhielten sich Männer, die sich nicht-jugendfreie Filme anschauten, gegenüber Frauen deutlich toleranter und freundlicher als Männer, bei denen dies nicht der Fall war.

Als einen weiteren Sexualforscher zitierte *Psychology Today* Professor Simon Louis Lajeunesse von der Universität Montreal. Nicht einer der von ihm untersuchten Konsumenten von Pornographie wies Anzeichen für eine gestörte Sexualität auf. Stattdessen gelangte Lajeunesse zu den folgenden Erkenntnissen: Es war nur schwer möglich, Männer ausfindig zu machen, die noch niemals Pornos gesehen hatten. Im Durchschnitt betrachten männliche Singles dreimal die Woche für vierzig Minuten solche Filme. Männer in einer festen Partnerschaft taten dies nur 1,7-mal pro Woche für 20 Minuten. Jungen legten Pornos, die sie abstoßend fanden, schnell zur Seite, und sahen sich auch später als Erwachsene nur Filme an, die mit ihrer Vorstellung von Sexualität im Einklang standen. Alle der von Lajeunesse befragten Männer unterstützten die Gleichheit von Männern und Frauen, sie strebten eine harmonische und erfüllende Partnerschaft an, und alle fühlten sich schikaniert von einer Rhetorik, die Pornographie dämonisierte.

Anhand dieser und ähnlicher Erkenntnisse gelangte *Psychology Today* zu dem Fazit, dass beide Geschlechter das Anschauen von Pornos als vorteilhaft für ihr Sexualleben betrachteten, für ihre Einstellung gegenüber Sex und Mitgliedern des anderen Geschlechts sowie für ihr Leben im allgemeinen. Das überrascht nicht, wenn man weiß, dass Pornographie wegen ihres erzieherischen und therapeutischen Werts inzwischen in über 40.000 Institutionen und von 8000 Sexualmedizinern zur Behebung sexueller Störungen eingesetzt wird.

Hierzulande sind es vor allem Radikalfeministinnen wie Alice Schwarzer, die alle paar Jahre lautstark gegen erotische Filme zu Felde ziehen. In den USA hingegen engagieren sich viele Feministinnen seit langem gegen eine Zensur solcher Medien. Die Gruppe »Feminists for Free Expression« hat auf ihrer Website viele Mythen über die angeblich verheerende Wirkung von Pornographie zusammengestellt, ebenso deren Widerlegung durch harte Fakten. Dazu gehört auch das beliebte Vorurteil, dass Pornos fast ausschließlich von Männern genossen werden.

Zwar heißt es, der größte Unterschied zwischen Männern und Frauen zeige sich darin, was sie mit einem Satz wie »Ich habe bei diesem Film ein ganzes Päckchen Taschentücher verbraucht« meinen. Tatsächlich aber entspricht das Klischee, Frauen stünden auf Romanzen und Männer auf harte Erotik, nicht der Wirklichkeit. So werden in den USA die Hälfte aller solcher Videos von Frauen gekauft oder ausgeliehen. 30 Prozent aller Konsumenten von Pornographie im Internet sind weiblich – und in einer Studie sprachen 17 Prozent aller befragten Frauen davon, sie würden gerne von ihrer »Sucht« nach Internetpornos loskommen. Auch das sollte uns wenig wundern: Wenn man bei Experimenten Männern und Frauen Sensoren an die Geschlechtsteile legt und ihnen danach einen erotischen Film zeigt, werden beide Geschlechter körperlich gleichermaßen erregt – auch wenn das die weiblichen Versuchspersonen viel heftiger abstreiten.

Ob wir Männer sind oder Frauen – Pornos wären wohl kaum dermaßen beliebt, wenn sie für uns nicht in vielfältiger Hinsicht von Nutzen wären:

- Sie bringen uns sexuell in Stimmung, was vor allem in jenen Partnerschaften hilfreich sein kann, wo ein Partner eine deutlich stärkere Libido aufweist als der andere.
- Sie bieten uns eine Gelegenheit, auf der Grundlage des Gesehenen mit unserem Partner über Sexualität zu sprechen, seine Vorlieben und Abneigungen besser kennenzulernen.
- Sie bringen uns auf neue Ideen, was man einmal ausprobieren könnte.
- Sie zeigen uns, dass wir nicht »abartig« sind, wenn wir auf bestimmte ausgefallene Techniken stehen, sondern dass es vielen anderen genauso geht.
- Sie vermitteln, wenn sie gut und realistisch sind, hilfreiche Informationen – zum Beispiel wie die eine oder andere Stellung funktioniert.
- Sie kurbeln bei uns Männern die Ausschüttung von Testosteron an.

All diese Vorteile sollten Sie für sich und Ihre Partnerin nutzen: Suchen Sie gemeinsam aus, welchen Film Sie sich anschauen möchten. Achten Sie darauf, welche Stellen Ihre Partnerin am meisten ansprechen und welche überhaupt nicht. Und reden Sie hinterher miteinander darüber.

40 Männer haben immer weniger Lust

Die Vorstellung, dass Männer weitaus triebstärker als Frauen und immer auf der Suche nach Sex seien, hält sich bis heute hartnäckig in vielen Köpfen. Aber sie war schon immer Unsinn.

»Der Geschlechtsverkehr ist eine merkwürdige, abstoßende Angelegenheit«, meinte bereits Leonardo da Vinci, und Johnny Rotten, Sänger der Sex Pistols, packte seine Abneigung in das Statement »Sex ist dummes, langweiliges Hippiezeug«. Und diese beiden Berühmtheiten waren keine aus der Art gefallenen Einzelfälle. So berichtete etwa der führende amerikanische Sexualtherapeut Bernie Zilbergeld schon vor über zehn Jahren: »In der überwältigenden Mehrzahl der Fälle, in denen Paare mich wegen Lustproblemen um Hilfe baten, waren es die Frauen, die mehr wollten, und die Männer, die ständig Kopfschmerzen hatten.«

In der jüngsten Vergangenheit trat dieses männliche Desinteresse am erotischen Zeitvertreib zunehmend deutlich zutage. »Wir beobachten immer mehr Männer, die keine Lust auf Sex haben«, berichtete etwa Reinhardt Kleber vom Institut für Sexualforschung des Universitätsklinikums Hamburg. In den Sprechstunden seines Instituts hatten Mitte der siebziger Jahre lediglich vier Prozent der männlichen Patienten über ihre Unlust geklagt; im Jahr 2002 waren es schon 20 Prozent. Die Publizistin Meike Dinklage spricht inzwischen sogar von einem »Zeugungsstreik« der Männer. Aber es ist nicht nur die sinkende Bereitschaft, Nachwuchs in die Welt zu setzen – Sex scheint für Männer grundsätzlich immer weniger wichtig zu sein. Einer Umfrage des Kondomherstellers Durex zufolge wäre inzwischen jeder dritte Mann bereit, für Geld lebenslang auf dieses Vergnügen zu verzichten. Drei Viertel der Männer fanden es auch vollkommen in Ordnung, wenn im Bett mal weniger läuft. Dem stehen nur 38 Prozent der Frauen gegenüber, die es ähnlich sahen.

Diese Entwicklung ist ein internationales Phänomen. In Frankreich überraschte unlängst eine Untersuchung damit, dass ein volles Fünftel der Männer zwischen 18 und 24 Jahren weder ein Interesse an der Sexualität noch an einer Partnerschaft zeige. In Japan weisen Studien auf eine neue Unlust hin, die mit der Verbreitung der Internet-Flatrate einhergehe. In den USA sorgte die Partnerschaftstherapeutin Michele Weiner-Davis mit der These für Aufsehen, dass es jedem vierten Mann an sexuellem Begehren mangele. Und in Großbritannien ziehen einer repräsentativen Befragung zufolge 32 Prozent der männlichen Playstation-Besitzer eine Nacht vor der PS3 einer Nacht mit ihrer Partnerin vor. Nach dem Grund dafür befragt, erklärte die Hälfte der Videospieler, dass ihre Partnerin so schwer zufriedenzustellen sei. Und ein Drittel befand, Sex mache ihnen schlicht weniger Spaß.

Woran liegt es, dass die erotische Begeisterungsfähigkeit der Männer immer weiter abnimmt? Fachleute führen das auf mehrere Ursachen zurück. So gibt der britische Psychotherapeut Phillip Hodson einer Gesellschaft die Schuld, in der sämtliche Aspekte zunehmend auf Arbeit und Leistung statt auf Spaß und Vergnügen ausgerichtet sind. Während sexuelle Lust vor allem in der Zeit entstehe, die man für sich selber habe, seien heutzutage viele gezwungen, länger und länger zu arbeiten und stehen dabei mehr und mehr unter Termindruck. Zugleich werde auch das Bett zunehmend zu einem Ort, wo von Männern Leistung gefordert werde: Wer seine Partnerin nicht zügig zum Orgasmus bringe, komme sich wie ein Versager vor. Diesem Druck entzögen sich immer mehr Männer.

Schon im Jahr 1995 titelte die Zeitschrift *Focus* mit der Schlagzeile »Lustkiller Stress«. Und sie zitierte dazu etwa den Psychologen Louis Lewitan, der bei vielen seiner Patienten erkannte, dass sie ihr gewohntes leistungsorientiertes Denken im Bett nicht einfach ablegen konnten. »Der Partner muss alle Erwartungen im Job erfüllen, den Wünschen des Chefs Genüge leisten und 150 Prozent funktionieren«, erklärte auch die New Yorker Sex-Therapeutin Janet Wolfe. Immer mehr Männer wollten zu Hause nicht auch noch den Erwartungen ihrer Frauen gerecht werden.

Ein weiterer Aspekt mag die sexuelle Reizüberflutung in unserer Gesellschaft sein. Während sich Pornos grundsätzlich positiv auf Männer auswirken, trägt die ständige Flut erotisch aufgeladener Bilder in Film, Fernsehen, Werbung, Zeitschriften und World Wide Web zu einer Abstumpfung vieler Kerle bei. Wo Sex ohnehin allgegenwärtig scheint, verliert er immer mehr an Bedeutung. Heutzutage findet jeder, der Zugang zum Internet hat, ohne Schwierigkeiten und wann immer er möchte Tausende von kostenlosen Pornos, kann dabei den Typ Frau und die Art der sexuellen Phantasie frei wählen und bekommt das Ganze, wenn er möchte, auf einem Breitbildmonitor in der filmischen Perspektive des am Sex beteiligten Mannes dargeboten. Da entscheidet sich so mancher für eine ihn dermaßen verwöhnende Phantasie statt für eine Realität, in der er selbst regelmäßig seinen Mann stehen muss.

Kaum eine echte Frau kann gegen diese Konkurrenz mithalten – und die meisten Frauen ahnen noch nicht einmal, wie viel die sexuelle Unlust der Männer mit ihrem eigenen Verhalten zu tun hat. So stellten Bob Berkowitz und Susan Yager-Berkowitz in ihrem Buch *He's Just Not Up for It Anymore* auf der Grundlage ihrer Befragungen eine umfassende Liste von Gründen vor, warum Männer erklärten, sie hätten mit Sex aufgehört, und verglichen diese mit den Spekulationen der Frauen, was der Grund dafür sein könnte. Spitzenplatz der Männer war mit 68 Prozent »Meine Partnerin ist sexuell nicht abenteuerlustig genug für mich«, was nur 14 Prozent der Frauen als Grund vermuteten. 61 Prozent der Männer berichteten: »Sex scheint ihr keinen Spaß zu machen«; diesen Grund nennen nur 10 Prozent der Frauen. Und 48 Prozent erklärten: »Ich habe Lust auf Sex mit anderen, nur nicht mit meiner Frau« – was nur 25 Prozent der Frauen ahnten.

Auf keinen Fall zu vernachlässigen ist auch der Einfluss des allgemeinen Wandels im Geschlechterverhältnis. »Besonders junge Männer haben es heute angesichts der neuen Rolle der Frau nicht einfach«, gibt Ulrike Brandenburg, die erste Vorsitzende der Deutschen Gesellschaft für Sexualforschung, zu bedenken. Sie sieht angesichts der neuen Rollenverteilung zunehmend den »Offensivauftrag des Mannes bröckeln«. Das kann bedeuten, dass – wie die britische Erfolgsautorin Fay Weldon unlängst bekundete – viele Frauen heutzutage nur noch eine Freundin in Männergestalt suchten. Das heißt aber darüber hinaus oft auch, dass der Mann seine Liebste heute nicht mehr stürmisch erobert und auf die Laken wirft, sondern vor dem Sex mit ihr bis ins Kleinste aushandelt, was und wie sie es denn gerne hätte. Diese neue Verhandlungsmoral, so der Sexualforscher Gunter Schmidt, sei zwar durchaus ein Erfolg des Feminismus, aber er habe auch seine weniger erfreulichen Nebenwirkungen: »Alles auszuhandeln hat tatsächlich bei allen Verdiensten auch problematische Nebenfolgen gezeigt. Sex wird zu einem zivilisierten, gezähmten, aber auch langweiligen Akt.« An die Stelle von Habenwollen, Verlangen, Besitzergreifen oder lustvollem Unterwerfen trete nur noch Verständnis und Harmonie.

Männer werden immer mehr in einen Spagat gedrängt, den viele nicht mehr bewältigen wollen, erklärte Tina Molin im August 2009 einfühlsam in der *Welt*: »Im Gegensatz zur Frau steht der Mann mittlerweile unter stärkerem Leistungsdruck. Gefordert wird nicht nur eine unbezähmbare Libido einerseits, ebenso deutlich ausgeprägt wird nach seiner kultivierten Seite verlangt: Er soll im Bett sowohl das Tier sein, von dem die Alten noch berichten konnten, als auch das Herumfummeln an Fernbedienung und Blackberry unterlassen, um wahlweise vor dem Akt an sich – oder zum Dessert – mit seinen Facetten als galanter Entertainer oder schlicht geduldiger Zuhörer brillieren zu können.« So mancher Mann mag die Nase voll davon haben, außer im Beruf jetzt auch noch im Bett durch einen hingehaltenen Reifen nach dem anderen springen zu müssen, nur damit ihm bestätigt wird, keine zweite oder dritte Wahl zu sein.

Was Tina Molin und andere Journalistinnen erst allmählich begreifen, benannten bereits im Jahr 2001 die Autoren des wissenschaftlichen Fachbuchs *Sexualmedizin* als Problem. »Aus männlicher Sicht ist das Verhältnis zu Frauen schwieriger geworden, gespickt mit Fallstricken und Risiken«, heißt es dort. Vor allem für jüngere Männer seien Frauen zu einer »diffusen Quelle des Unbehagens« geworden. Das liege auch daran, dass das sexuelle Miteinander immer wieder neu interpretiert, gedeutet und beurteilt werde, so dass Ungezwungenheit fast völlig verschwinde. Und weiter: »Es gibt verschiedene Anzeichen, die darauf hindeuten, dass Quantität und Qualität der Sexualität in Paarbeziehungen stärker von Frauen als von Männern reguliert wird.« Dass männliche Sexualität häufig negativ bewertet werde, mache sie zu einem Problem, wenn nicht zu einer Gefahr – und zwar durchaus auch in der Selbstwahrnehmung vieler Männer. In denselben Jahrzehnten, in denen Frauen angeleitet wurden, ihre erotischen Wünsche immer fordernder – und ruhig auch mal ganz egoistisch – zu benennen und durchzusetzen, brandmarkte man dasselbe Auftreten von Männern als unterdrückerisch, aggressiv und rücksichtslos. Abfällige Schlagworte wie »schwanzgesteuert«, »triebfixiert«, »Macho«, »Macker« und »Chauvi« beherrschten die erotische Kultur. Überraschend viele Männer übernahmen diese Abwertungen für sich und ihre Geschlechtsgenossen nur allzu bereitwillig und versuchten, einen Großteil ihrer männlichen Lust zu verleugnen.

Typisch für diese Entwicklung ist ein im Jahr 2010 veröffentlichtes Manifest einiger Männer bei den Grünen – bezeichnend mit »Nicht länger Machos sein müssen« betitelt. Der emeritierte Soziologieprofessor Gerhard Amendt vom Institut für Generationen- und Geschlechterforschung an der Universität

Bremen kommentierte: »Das Manifest will neue Perspektiven im Arrangement der Geschlechter eröffnen – aber die Autoren scheinen sich eher abgewertet und hilflos vorzukommen. Denn sie wagen nicht ›Ich‹ zu sagen; noch weniger ›wir Männer‹, sondern nur: was will die Frau, und: ist ihr Recht von dem, was ich will? Wenn sie sich Machos (…) nennen – ganz wie ein missbrauchtes Kind, das sich mit seinem Angreifer identifiziert –, dann haben sie sich nicht nur selber aufgegeben.«

Darüber, dass viele Männer eine Art Doppelleben führten, konnte man schon vor zehn Jahren in dem bereits genannten Lehrbuch *Sexualmedizin* Folgendes nachlesen: Diese Männer übten eine politisch-korrekte, aber auch behutsam-verzagte Sexualität mit ihrer Partnerin aus und verdrängten die weniger akzeptierten Elemente ihres Begehrens in die Freiheit der Selbstbefriedigung. Partnersex hingegen werde stark von Furcht beherrscht. So zeige eine Untersuchung des Leipziger Sexualwissenschaftlers Kurt Starke, »dass schon 16- bis 17-jährige Jungen im Zusammenhang mit sexuellen Themen von Versagens- und Kompetenzängsten geplagt werden, dass sie die sexuelle Begegnung mit einer Frau weniger herbeisehnen als oftmals geradezu fürchten, und dass sie die sexuelle Lust verlieren beziehungsweise gar nicht entwickeln können«. Wenn männliche Sexualität vor allem als Problem und Bedrohung gelte, gleichzeitig jedoch Aggression und Sexualität kaum voneinander zu trennen sind, bleibe vielen Männern nur noch der Rückzug in eine immer verkümmertere, ausgehöhlte Erotik, die ihrer Lebendigkeit beraubt sei.

Wie können Sie als Mann mit dieser verstärkten Lustlosigkeit umgehen?

Zunächst empfiehlt es sich, nicht zwanghaft nach Problemen zu suchen, wo keine vorhanden sind. Auch Männer müssen nicht immer Lust haben, nicht immer sexuell auf Abruf bereitstehen. Wir kennen es aus vielen anderen Bereichen unseres Lebens, dass wir je nach unserer Laune und Verfassung mal mehr, mal weniger Lust auf bestimmte Dinge haben. Normalerweise lassen wir sie dann einfach bleiben, bis unser Interesse daran wieder zurückkehrt. Warum sollten wir es mit dem Sex anders halten? Was ich in den letzten Absätzen geschildert habe, zeigt, dass es sich bei nachlassender Lust um keine besorgniserregende Störung handeln muss, sondern dass es sehr vielen Männern aus nachvollziehbaren Gründen ähnlich geht.

Problematisch wird männliche Lustlosigkeit dann, wenn Ihre Partnerin ein wesentlich stärkeres sexuelles Begehren zeigt als Sie. Ein solches Ungleichgewicht betrachten Paartherapeuten als eine der schwierigsten Herausforderungen für eine Partnerschaft. Dabei ist der Partner mit weniger Lust normalerweise in einer stärkeren Position, da man ihn ja nicht zu sexuellen Handlungen zwingen kann. Dafür zieht er allerdings häufig starke Aggressionen auf sich – zahlreiche Frauen, die als »frigide« beschimpft wurden, wissen ein Lied davon zu singen. Sinnvoller ist es, gemeinsam nach einer für beide akzeptablen Lösung zu suchen.

Überraschend oft kommt der Appetit erst beim Essen. Wenn Sie erotisch stimuliert werden, löst das häufig eine Erregung aus, die zuvor nur schwach vorhanden war. Gehen Sie einfach mal mit Ihrer Partnerin ins Bett, obwohl Sie eigentlich gar keine richtige Lust haben, und warten Sie ab, was passiert. Die britische Sexual- und Partnerschaftstherapeutin Petra Boynton warnt allerdings davor, das Problem ausschließlich auf der sexuellen Ebene anzugehen, wo häufig nur Probleme deutlich werden, deren Ursachen in Wahrheit tiefer liegen. Versuchen Sie herauszufinden, woher Ihre Lustlosigkeit rührt, und setzen Sie dort an. Wenn Sie beispielsweise zu gestresst sind, bietet es sich an, allgemein etwas kürzer zu treten.

Langeweile, weil der Sex immer auf dieselbe Weise stattfindet, ist ein Lustkiller ohnegleichen. Experimentieren Sie mit völlig neuen Dingen, die ein bisschen gewagt sind und die Sie sich noch nie getraut haben. Sexualität ohne Tabus kille die Erotik, erklärt der Psychologe und Sexualwissenschaftler Peter Fiedler: »Sich gemeinsam dem Unbekannten oder Verbotenen auszuliefern bedingt gegenseitiges Vertrauen. Grenzen, die gemeinsam überschritten werden, dienen nicht nur der Sexualisierung, sondern auch der Bindung aneinander.«

Vielleicht ist die wachsende Sexualisierung unserer Gesellschaft gar nicht Ihr Problem, weil in Ihrem eigenen Leben das genaue Gegenteil stattfindet. Wenn Sie etwa von morgens früh bis abends spät nur Akten wälzen und nach Feierabend nur Günther Jauch und Sendungen wie *Die Supernanny* sehen, brauchen Sie sich nicht zu wundern, dass Ihre erotische Ader immer mehr austrocknet. Gönnen Sie sich häufigere erotische Impulse, beispielsweise durch entsprechende Lektüre.

Nutzen Sie auch kleinere Funken der Lust, um ein Feuer zu entfachen. Wie wäre es beispielsweise mit einem Quickie zwischendurch? Oder gehören Sie zu den vielen Männern, die vor allem am frühen Morgen triebig sind, weil dann ihr Testosteronspiegel am höchsten steht? Vielleicht können Sie ja abends zeitiger ins Bett gehen, für morgens den Wecker etwas früher stellen und sich in der gewonnenen Zeit mit Ihrer Partnerin vergnügen. Achten Sie auch darauf, zu welchen Gelegenheiten Sie plötzlich doch Lust haben. Was ist in diesem Moment anders als gewohnt? Können Sie diese Erkenntnisse verwenden, um Ihr Begehren insgesamt wieder zu stärken?

Sexualtherapeuten finden es heutzutage vielfach notwendig, Männern klarzumachen, dass ihre erotischen Bedürfnisse nicht automatisch pfui sind, nur weil ihre Partnerin andere Wünsche hat. So rät etwa das Fachbuch *Sexualmedizin* zu folgendem Vorgehen: »Wichtig ist, dass dem Patienten in der Therapie ›die Erlaubnis‹ gegeben wird, seine eigene sexuelle Erregung zu genießen und dafür mit seiner Partnerin zusammen die optimalen Bedingungen zu schaffen. Dafür kann eine gezielte Übung sinnvoll sein, bei der der Mann angewiesen wird, einmal ganz ›egoistisch‹ zu sein und die Partnerin nur für seine Lust ›einzusetzen‹.« Jede Feministin geht natürlich an die Decke, wenn sie solche Sätze hört. Möglicherweise müssen Sie sich irgendwann entscheiden – zwischen politischer Korrektheit und gemeinsamem Spaß am Sex.

Die genannten Sexualmediziner weisen darüber hinaus darauf hin, dass sich hinter mangelndem Begehren vielfach »Ängste vor einer engen und intimen Bindung an eine Frau« verbergen »sowie (damit verknüpft) Impulse von Feindseligkeit und Wut gegen Frauen generell. Derartige Impulse sind jedoch hinter massiven Abwehrmechanismen (…) verborgen und mit starken Schuldgefühlen und Selbstvorwürfen belegt.« Auch die Paartherapeutin Ulla Rhan weist in ihrem Buch *Fuck & Go* darauf hin, dass heutzutage kein Mann wagen darf, in ähnlicher Weise gegen Frauen zu wettern, wie es nicht nur radikale Feministinnen seit Jahrzehnten lustvoll tun: »Es hätte seinen gesellschaftlichen Tod bedeutet! (…) Du musst die Frau ehren und verteidigen, so war es dem ›starken Geschlecht‹ von Kindesbeinen an eingeimpft worden. (…) Sich wehren? Aber nein! Du wirst doch kein Mädchen hauen. Die sind doch schwächer als du, da wärst du ja ein Feigling! Wie hypnotisiert waren die Kerle. Ans Abtauchen dachten sie nicht, dazu waren sie vor Schreck viel zu starr. Sie saßen da wie die Pudel und machten Männchen.« Das Ergebnis dieses Missverhältnisses bekommt Rhan in ihren Gesprächen mit beiden Geschlechtern zu sehen: »Während kaum einer meiner weiblichen Gesprächspartner ein gutes Haar an den ›Herren der Schöpfung‹ ließ und fast alle die Gründe für ihr Alleinsein in männlichen Unzulänglichkeiten sahen, schlugen die Männer ganz andere, sehr viel leisere Töne an. Die meisten wiesen mich schon bei der Terminvereinbarung darauf hin, dass sie aber auf keinen Fall als Frauenhasser gesehen werden wollten. ›Ich bin pro Frau«, beteuerten gleich mehrere noch am Telefon. Kamen sie aber erst einmal ins Erzählen, wurde bei allem Wohlwollen dennoch deutliche Kritik, manchmal sogar ungeheure Wut laut. Männern, denen von Frauen nur allzu oft mangelnde emotionale Ausdrucksfähigkeit vorgeworfen wird, echauffierten sich über die Ungerechtigkeit der gängigen Rollenbilder und die weibliche Kontrollsucht. Sie stöhnten über finanzielle Ausbeutung und klagten über Verunsicherung, Ängste und zunehmende Unlust.« Vermutlich wäre vielen Männern bereits geholfen, wenn sie sich ihre Aggressionen wieder zu spüren erlauben, die zu jeder sexuellen Spannung dazugehören. Dass diese Aggression nicht in Gewalttätigkeiten, sondern in mehr Konfliktfähigkeit und Selbstbehauptung münden sollte, setze ich voraus.

Nicht zufällig vergeht vielen Männern dann ihre Lust, wenn ihre Partnerin das erste Kind zur Welt gebracht hat. Sie erleben dieselbe Frau, die sie als hocherotisches Wesen kennengelernt hatten, jetzt nur noch in ihrer Rolle als Mutter beim Brei-Füttern und Schlaflieder-Singen. Es ist nachvollziehbar, wenn sich ihre Erektion immer seltener einstellt. Die Lösung kann darin liegen, dass man sich, sobald das möglich ist, öfter mal eine Auszeit vom Familienalltag nimmt: Geben Sie den Nachwuchs zu Verwandten oder anderen Personen Ihres Vertrauens, gehen Sie mit Ihrer Partnerin in anregender Kleidung schick aus und an einem anderen Ort als zu Hause miteinander auf Tuchfühlung. Auf diese Weise verankert sich in Ihnen hoffentlich die Erkenntnis, dass Ihre Liebste trotz Mutterschaft noch immer ein heißer Feger ist.

Übersehen Sie zuletzt nicht, dass Lustlosigkeit keineswegs ausschließlich seelische Ursachen hat. Sie kann hormonell bedingt sein, die Folge bestimmter Krankheiten wie Diabetes sowie bestimmter Medikamente wie Antidepressiva und schließlich sogar zu starken Bierkonsums. Sprechen Sie im Zweifelsfall mit Ihrem Hausarzt über Ihr Problem.

41 *Nicht jeder Mann ist ein erfahrener Liebhaber*

Viele Geschlechterklischees, die Frauen betrafen, wurden in den letzten Jahrzehnten mehr und mehr abgebaut. Bei Männern war das weniger der Fall. Beispielsweise wird von einem Mann, der Mitte zwanzig oder Anfang dreißig ist, fast selbstverständlich erwartet, dass er schon mit der einen oder anderen Frau im Bett war und sexuell einigermaßen erfahren ist. Männer, für die das nicht zutrifft, werden in Film und Fernsehen häufig als Sonderlinge und Witzfiguren dargestellt – was den Leidensdruck, den sie häufig empfinden, nur noch weiter verstärkt.

Obwohl sie von der wissenschaftlichen Sexualforschung weitgehend ignoriert werden, weisen doch einige Statistiken darauf hin, dass ihre Zahl gar nicht so klein ist. So ermittelte der Leipziger Sexualwissenschaftler Kurt Starke, dass etwa zehn Prozent aller männlichen Hochschulabsolventen aus dem Westen bis zu ihrem 29. Lebensjahr noch keinen Geschlechtsverkehr hatten. Zu einer vergleichbaren Quote gelangte eine Erhebung des Instituts infratest.dimap mit Blick auf die deutsche Gesamtbevölkerung. Im Jahr 2009 schließlich gelangte der Urologe Michael Eisenberg von der University of California in San Francisco zu der Erkenntnis, dass 13,9 Prozent der amerikanischen Männer zwischen 25 und 45 Jahren noch Jungfrau waren.

Als denkbare Gründe für den Misserfolg der betroffenen Männer auf dem erotischen Parkett nannte der Sexualforscher Bernie Zilbergeld Schüchternheit, Angst vor Frauen, Sexualität, Intimität und einer festen Bindung und dem damit verbundenen Verlust der eigenen Freiheit sowie die ausschließliche Fixierung auf den Beruf. Schon in dieser Aufzählung wird deutlich, wie schwierig es bei diesem Thema ist, Ursache und

Wirkung auseinanderzuhalten. In der Regel verpassen die Betroffenen aus unterschiedlichen Gründen im Zeitfenster der Pubertät die Möglichkeit zu lernen, wie sie mit dem anderen Geschlecht flirten, sexuelle Kontakte und eine Partnerschaft herstellen können. Als Folge davon werden sie immer unsicherer, unternehmen immer seltener entsprechende Kontaktversuche und gewöhnen sich im Lauf der Jahre schließlich an ihre Lebenssituation. Intimität und Nähe erscheinen dem betreffenden Mann bedrohlich, weil sie ihm zu fremd sind und er nicht das nötige Selbstbewusstsein aufgebaut hat. Irgendwann glaubt er nicht mehr daran, dass ihn eine Frau als vollwertigen Partner akzeptieren kann. Dadurch bleibt er schüchtern, hält seine sexuellen Bedürfnisse zurück und wirkt auf die Frauen seines Interesses häufig bloß »nett«: wie ein Bruder oder guter Kumpel, wenn nicht verkrampft und verkopft.

Häufig haben solche Männer auch zu viel falschen Respekt vor Frauen und verhalten sich insofern nicht ihrer Geschlechterrolle gemäß. So legte etwa die Psychologin Beate Küpper in einer Untersuchung dar, dass die betreffenden Männer sehr niedrige Werte auf einer Skala der Maskulinität zeigen und damit vor allem einem »feministisch korrekten« Rollenmodell des sanften, nicht-machohaften Mannes gerecht werden. Die frustrierende Kehrseite dieser Entwicklung macht eine Karikatur der amerikanischen Zeitschrift *New Yorker* deutlich: Darin verabschiedet sich eine Frau nach einem Rendezvous mit den Worten: »Danke für den wundervollen Abend, Fred. Du warst der einfühlsamste, rücksichtsvollste, offenste, sensibelste, besorgteste und verletzlichste Mann, dem ich je begegnet bin. Zu schade, dass du so ein Waschlappen bist.« Es ist genau jene heute von Männern gewünschte Gratwanderung zwischen »Waschlappen« und »Aufreißer«, die Männer ohne sexuelle Erfahrung nicht mehr bewältigen. Der von vielen Frauen erwarteten Rolle des selbstbewussten und erfahrenen Verführers können sie unmöglich gerecht werden, und mit jeder Zurückweisung ziehen sie sich mehr auf sich selbst zurück. Anderes kommt erschwerend hinzu: Da sie nie eine Freundin hatten, die sie in Mode- und Stilfragen ein wenig beraten konnte, kleiden sie sich häufig unmodisch und bieder. Zuletzt erhält sich der Teufelskreis von selbst aufrecht.

Die Reaktionen von Frauen auf diese Männer beleuchtet Tracey Cox in ihrem Buch *Der Sex-Doktor*, einem der sehr seltenen Sexratgeber, in denen ältere Männer ohne Erfahrung überhaupt vorkommen – noch dazu in einem sehr ausführlichen Kapitel. Cox zufolge halten Außenstehende die betreffenden Männer häufig generell für seltsam, langweilig, hässlich oder schüchtern, obwohl diese in ihrem Leben oft nur den richtigen Moment verpasst haben, Sexualität zu lernen. Viele Frauen vermuten, dass sie mit solchen Männern ihre ausgefallenen Sexwünsche nicht verwirklichen können. Sie glauben, dass mit diesen Männern etwas nicht stimmt und dass der Sex mit ihnen nicht besonders aufregend sein dürfte. Das allerdings ist ein Fehlschluss, wie die Sexualtherapeutin Eva Margolies herausfand. Ihr zufolge sind die betreffenden Männer, sobald sie erst einmal sexuelle Erfahrungen gemacht haben, »laut Aussagen der Partnerinnen sogar besser als der Durchschnitt«.

Einige Frauen finden sexuell noch unberührte Männer sogar sehr aufregend. Diese Frauen empfinden beispielsweise ihre Macht als reizvoll, die durch dieses Erfahrungsgefälle entsteht. Sie genießen die Möglichkeit, Lehrerin zu spielen und eine freie Tafel beschriften zu können, und wissen es zu schätzen, dass ihre eigene sexuelle Kompetenz von diesen Männern nicht verglichen und beurteilt werden kann. Tracey Cox zitiert hierzu beispielhaft eine attraktive 28-jährige Rechtsanwältin aus ihrem Bekanntenkreis, die den Sohn ihrer Freundin verführte und fand, das sei das »Erotischste und Umwerfendste, was sie je getan habe«.

Was können Männer tun, die auch im dritten, vierten oder fünften Lebensjahrzehnt noch keine Erfahrungen mit Sexualität und Partnerschaft gemacht haben, diese Situation aber gerne ändern möchten?

Der erste und wichtigste Schritt besteht in der Entscheidung, dass man sein Leben wirklich so radikal verändern möchte und dafür bereit ist, die nötige Zeit und Mühe aufzuwenden. Ein guter Bekannter von mir hatte bis über sein vierzigstes Lebensjahr hinaus keinen intimen Kontakt zu Frauen. Dann warf er sehr viel in die Waagschale, um das zu ändern – vom kurzzeitigen Engagieren eines Persönlichkeitscoachs bis zu einer merklichen Verbesserung seines Outfits von der Kleidung über die Brille bis zur Frisur. Während ich diese Zeilen tippe, zieht er gerade mit seiner Freundin zusammen. Man kann sein Leben also auch in späteren Jahren noch neu gestalten, aber dazu muss man erst mal den Hintern hochbekommen.

Manchen Betroffenen hilft es, die Hintergründe ihrer Situation in einer Psychotherapie zu klären. Durch eine analytische Gesprächstherapie können sie herausfinden, woran es eigentlich liegt, dass sie immer noch solo sind. Oft wurde der Grundstein dafür schon in ihrer Kindheit gelegt, aber da sie aus ihren eigenen Gedankenmustern nicht heraustreten können, kommen sie ohne professionelle Unterstützung nicht darauf, worin genau die Ursache lag. In einer Verhaltenstherapie hingegen können sie lernen, wie sie ganz konkret ihre Verhaltensweisen ändern können, um mehr Erfolg beim anderen Geschlecht zu haben. Hier muss jeder selbst herausfinden, welche Therapieform am besten zu ihm passt. Wenn der durch die Einsamkeit entstandene Leidensdruck groß genug ist, wird diese Therapie anstandslos von der Krankenkasse übernommen.

Für viele Betroffene, die sich zuletzt nur noch in ihrem Beruf und eher eigenbrötlerischen Hobbys verloren haben, ist der schrittweise Aufbau eines größeren Freundes- und Bekanntenkreises der erste notwendige Schritt zur Änderung. Das kann man in folgende konkrete Ratschläge übersetzen: Gehen Sie öfter aus, knüpfen Sie neue Kontakte, treffen Sie sich auch mit Frauen, die Sie nicht unbedingt so besonders attraktiv finden. Erstens kann sich das ändern, zweitens kann verstärkter Kontakt zum anderen Geschlecht generell Ihre Perspektive in eine neue Richtung lenken und Ihnen neue Anstöße geben, drittens hat eine solche Frau vielleicht eine Freundin, die Ihnen besser gefällt. Abgesehen davon können Sie auf diese Weise Ihr Flirt- und generell Ihr Sozialverhalten in Situationen schulen, wo es für Sie noch nicht so sehr darauf ankommt und Sie deshalb entspannter sein können. Die Möglichkeiten, andere Leute kennenzulernen, sind ausgesprochen vielfältig: von Sportvereinen über Volkshochschulkurse, von politischen Verbänden bis zu Selbsthilfegruppen. Im Internet bringen Plattformen wie new-in-town.de die Leute zusammen. Aber auch die Pflege Ihres bereits bestehenden Freundes- und Bekanntenkreises gehört dazu. Die Zeit und Energie, die Sie hier investieren, zahlt sich durch größere Lebensfreude aus.

Sorgen Sie bei all dem dafür, dass es Ihnen gut geht. Wer sichtlich mit sich selbst und der Welt zufrieden ist, strahlt eine viel stärkere Anziehungskraft aus als Menschen, die eine Wolke negativer Energie zu umgeben scheint und die ständig nur jammern, anderen Vorwürfe machen oder schnell beleidigt sind. Dazu kann auch gehören, dass Sie das Gefühl für Ihren Körper und für Berührungen anderer Menschen stärken. Vielleicht ist dafür am besten ein Tanzkurs geeignet, aber auch Sport, Bioenergetik und Techniken wie Tantra bieten sich an. Körperliche Nähe zu anderen Menschen herzustellen sollte für Sie immer weniger ungewohnt und fremdartig sein. Manche Männer buchen sogar ein Callgirl, um auf diese Weise zumindest ein wenig sexuelle Erfahrung zu sammeln.

Erfolgversprechend kann eine Veränderung des persönlichen Stils sein. Wechseln Sie zu einer Kleidung, die Sie erotisch attraktiver erscheinen lässt. Haben Sie selbst kein Auge dafür, sollten Sie eine Bekannte, der Sie in dieser Hinsicht vertrauen, zu einem Einkaufsbummel mitnehmen. Viele Frauen lassen sich wirklich dafür begeistern, klamottentechnisch wenig begabten Freunden ein wenig auf die Sprünge zu helfen. Trotzdem können Sie sich für diese Hilfe natürlich auf die eine oder andere Weise revanchieren. Wenn Sie niemanden finden, der sich dafür anbietet, können Sie auch eine professionelle Farb- und Stilberatung in Anspruch nehmen.

Falls zuletzt zu große Schüchternheit gegenüber Frauen Ihr Hauptproblem sein sollte, dürfte ein Konfrontationstraining die beste Maßnahme sein. Dabei begeben Sie sich nach und nach in verschiedene Situationen, die Sie anfangs einfach bewältigen können, aber nach und nach immer schwieriger werden, bis Sie auch wildfremde Frauen ansprechen können, ohne zu erröten oder herumzustammeln. Wie Sie ein solches Training am geschicktesten durchführen, kann man leider nicht in wenigen Sätzen zusammenfassen. Ausführlich erklären es aber der Flirtcoach Maximilian Pütz und ich in dem Ratgeber *Der perfekte Eroberer*.

42 Auch Männer werden Opfer sexueller Gewalt

Ist von sexueller Gewalt die Rede, nimmt noch immer fast jeder automatisch an, dass es dabei um männliche Täter und weibliche Opfer geht. Die umgekehrte Rollenverteilung erscheint vielen so absurd, dass man entweder gar nicht darüber spricht oder schlechte Witze reißt. Diese Erfahrung machte beispielsweise die amerikanische Sozialtherapeutin Patricia Overberg, als sie ihre Zufluchtsstätte für Opfer von Gewalt in der Partnerschaft für Männer öffnete. Die spontane Reaktion von Leuten, die zum ersten Mal von vergewaltigten Männern hörten, war Gelächter. Vermutlich erscheint den meisten dieses Thema dermaßen unangenehm, dass sie sich auf diese Weise Distanz dazu schaffen möchten. Wie viele andere Männer und Frauen, die sich nicht nur um weibliche, sondern auch um männliche Opfer von Gewalt in der Partnerschaft zu kümmern begannen, musste Patricia Overberg massivem Druck vom feministischen Establishment standhalten, um ihre Arbeit fortsetzen zu können. Nach und nach konnte sie aber immer mehr Mitarbeiterinnen für ihren gleichberechtigten Ansatz gewinnen.

Schon wenn man den sexuellen Aspekt außen vor lässt, ist häusliche Gewalt gegen Männer noch heute ein großes Tabu. Zwar berichteten mehrere Zeitungen in den letzten Jahren immer wieder darüber, dass Hunderten von internationalen Studien zufolge die Täterschaft in diesem Bereich zwischen Männern und Frauen ziemlich gleich verteilt ist. Aber diese vereinzelten Meldungen über den aktuellen Stand der kriminologischen und soziologischen Forschung gehen unter in einer wahren Flut feministisch und damit oft auch massiv sexistisch geprägter Artikel über häusliche Gewalt, die wie selbstverständlich von prügelnden Männern und geprügelten Frauen handeln. Politische Aufklärung wird in diesem Bereich fast nur von Männerrechtsgruppen wie MANNdat und AGENS betrieben, die für ihr Engagement von den politisch etablierten Fraktionen und den Medien mit Stillschweigen, Hohn und heftigen Anfeindungen belohnt werden. Männer als Opfer sind eben nicht politisch korrekt.

In der wissenschaftlichen Debatte sieht es längst komplett anders aus: Der führende Forscher im Bereich häuslicher Gewalt, der Soziologieprofessor Murray Straus, der sich seit den späten siebziger Jahren mit diesem Thema beschäftigt, veröffentlichte im März 2008 eine der aktuellsten Untersuchungen zu diesem Thema in der Fachzeitschrift *Children and Youth Services Review*. In seiner Metastudie – so bezeichnet, weil sie die Resultate mehrerer früherer Studien zusammenfasst, die in 32 Nationen auf der Grundlage von 13.601 befragten Studierenden durchgeführt worden waren – gelangt Straus zu dem für Insider wenig überraschenden Ergebnis, dass »fast ein Drittel sowohl der weiblichen als auch der männlichen Studenten ihren Dating-Partner in den vergangenen zwölf Monaten körperlich angriffen und dass das häufigste Muster in wechselseitiger Gewalt bestand, gefolgt von Gewalthandlungen, die nur von Frauen ausgingen. Gewalthandlungen, die nur von Männern ausgingen, waren das seltenste aller Muster.«

Eine weitere Metastudie legte der Berliner Soziologe Bastian Schwithal im Jahr 2005 mit seiner Dissertation *Weibliche Gewalt in Partnerschaften* vor. Bei seiner Analyse des Aspekts sexuelle Gewalt stützt sich Schwithal auf die Erkenntnisse aus 55 wissenschaftlichen Studien und erklärt: »Hinsichtlich sexueller Gewalt lässt sich die Feststellung machen, dass Frauen häufiger diese Form der Gewalt erleiden als Männer. Allerdings lässt sich anhand der Ergebnisse (…) auch ablesen, dass Männer ebenfalls und im weitaus größeren Ausmaß als bisher angenommen sexuelle Gewalt (auch schwere Formen) erfahren. Beim Verüben von sexueller Gewalt ergibt sich ein Geschlechtsverhältnis von 57,9 Prozent Männer gegenüber 42,1 Prozent Frauen und hinsichtlich erlittener Gewalt ein Männer-Frauen-Verhältnis von 40,8 Prozent zu 59,2 Prozent.« Wir haben hier also, anders als bei häuslicher Gewalt im allgemeinen, keine annähernde Gleichverteilung vorliegen, sind aber von dem oft verbreiteten und selten hinterfragten Vorurteil »Täter Mann, Opfer Frau« auch weit entfernt.

Im November 2010 schließlich legte der Sozialwissenschaftler Peter Döge im Auftrag der Männerarbeit der EKD die erste repräsentative Studie in Deutschland zum Gewaltopfer Mann vor. Darin zeigte sich auch, dass rund acht Prozent der weiblichen Befragten ihren Partner zu sexuellen Handlungen gezwungen haben. Der Anteil der Frauen, die sich durch ihre Männer sexuell genötigt fühlten, liegt mit zwölf Prozent nur wenig höher.

Wenn Frauen Männer zu sexuellen Aktivitäten drängen, die diese selbst eigentlich gar nicht vollziehen möchten, setzt die Mehrzahl von ihnen psychologischen Druck ein, deutlich weniger greifen zu einer Mischung aus körperlichem und seelischem Zwang und eine klare Minderheit wendet ausschließlich körperlichen Zwang an. Unsere Gesellschaft nimmt solche Taten aber auch im Zeitalter von Emanzipation und Gender-Mainstreaming kaum zur Kenntnis. Bezeichnenderweise wurden männliche Opfer von Vergewaltigungen bis zum Jahr 1997 sogar vom Strafrecht ignoriert. »Wer eine Frau mit Gewalt oder durch Drohung …« begann zuvor der zuständige Paragraph 177 im Strafgesetzbuch. Erst seit etwas mehr als zehn Jahren ist geschlechtsneutral von einer »Person« die Rede.

Opfer, die es nach vermeintlicher gesellschaftlicher Übereinstimmung gar nicht geben kann oder die bestenfalls zur Lachnummer taugen, haben es besonders schwer. So berichtete mir »Chris« (der vollständige Name ist mir bekannt), ein Mitarbeiter der Sexual-Beratungsstelle Mayday, in einem Interview für eines meiner Bücher: »Vergewaltigte Männer, egal ob sie von Männern oder von Frauen vergewaltigt wurden, haben es noch schwerer als Frauen (auch wenn eine Steigerung von schwer in diesem Zusammenhang sehr makaber ist). Sie werden noch weniger ernst genommen, es gibt keine Hilfsangebote, keine Ansprechpartner, und oft genug glaubt man ihnen auch einfach nicht. Selbstzweifel, Impotenz und Depression ist da die Regel, Selbstmord häufig. Die Dunkelziffer ist riesig. Ich kenne fast keine gemeldeten Fälle, in meinem persönlichen Bekanntenkreis finden sich aber bereits mehrere Betroffene.«

Aufgrund dieser desolaten Situation existieren bis heute kaum brauchbare Ratgeber für erwachsene Männer, die Opfer sexueller Gewalt durch Frauen werden. Man muss mit der wenigen Literatur arbeiten, die es dazu gibt, und darüber hinaus versuchen, die Ratschläge, die Frauen in dieser Situation gegeben werden, so sinnvoll wie möglich zu übertragen. Dieses Vorgehen würde etwa zu folgenden Empfehlungen für Betroffene führen:

- Grundsätzlich ist es gut, wenn Sie jemanden haben, mit dem Sie über das Vorgefallene sprechen können. Als Mann stehen Ihnen hier allerdings weit weniger Möglichkeiten zur Verfügung als einer Frau. Möglicherweise müssen Sie sich daher professionelle Hilfe suchen, also etwa psychotherapeutische Beratung. Bei jedem Therapeuten haben Sie die Möglichkeit zu fünf Probesitzungen, die von Ihrer Krankenkasse übernommen werden. Dabei können Sie herausfinden, ob dieses Vorgehen für Sie Sinn ergibt, ob der ausgewählte Therapeut zu Ihnen passt und mit Ihrem Problem umgehen kann. Ein Therapeut kann Ihnen auch sagen, welche Medikamente Depressionen und Angststörungen (oder deren Entstehung) unterbinden können, bis Sie seelisch wieder auf die Beine gekommen sind.

- Seit einigen Jahren existiert ein therapeutisches Verfahren, das besonders erfolgreich darin ist, Menschen über erlittene Traumen hinwegzuhelfen: das sogenannte EMDR (Eye Movement Desensitization and Reprocessing). Dieses Verfahren soll dabei helfen, heftige negative Gefühle auszulöschen, die durch belastende Erinnerungen ausgelöst werden. Für die Durchführung der dafür notwendigen

Übungen braucht man allerdings die Hilfe eines in dieser Methode erfahrenen Therapeuten.

- Die Entstehung körperlicher Folgeschäden können Sie darüber hinaus verhindern, wenn Sie nach einem solchen Erlebnis besonders auf Ihre Gesundheit achten und sich selbst ein wenig verwöhnen. Sorgen Sie vor allem dafür, dass Sie ausreichend Schlaf bekommen, sich gesund ernähren und ausreichend bewegen. Schon leichter Sport kann ein wirkungsvolles Antidepressivum darstellen.

- Erlauben Sie sich, das Erlebte zu verarbeiten. Wenn Sie es innerlich wegzudrängen versuchen, indem Sie sich etwa voll auf Ihre Ausbildung oder Ihren Beruf konzentrieren, kann das erst recht zu einer psychischen oder psychosomatischen Störung führen. Sollten Sie allerdings den Eindruck haben, in einem emotionalen Loch oder einem destruktiven Gedankenkreislauf festzusitzen, kann Ihnen Ablenkung unter Umständen guttun. Sie müssen eventuell ein bisschen nach der Methode »Versuch und Irrtum« experimentieren. Falls Sie sich zum Beispiel nicht auf Ihre beruflichen Aufgaben konzentrieren können, sollten Sie über eine kleine Auszeit nachdenken.

- Viele Opfer sexueller Gewalt haben gute Erfahrung damit gemacht, ihre aufgewühlten Gefühle künstlerisch zu verarbeiten, sei es durch Malen, Schreiben oder auf andere kreative Weise.

- Eine Möglichkeit, auf anonyme Weise seine Gefühle zu artikulieren, bieten Internetforen, in denen sich Betroffene austauschen können. So bietet etwa die Website www.hab-keine-angst.de ein eigenes Forum für männliche Opfer sexueller Gewalt an. Allerdings lädt die Anonymität solcher Foren emotional wenig ausgeglichene Menschen auch immer wieder zu unterschwelligen Angriffen und offenen Attacken auf andere Besucher ein. Im Zweifel sollten Sie also in der Lage sein, sich zu behaupten oder rechtzeitig aus einer Debatte zurückzuziehen, wenn Sie solche Foren aufsuchen. Hilfreich ist es auch, zunächst einige Zeit lang stillschweigend mitzulesen, um zu erkennen, ob man sich bei dem im jeweiligen Forum gepflegten Umgangston wohl fühlt.

Probleme im Bett – und wie Mann sie behebt

43 Kaum hat der Spaß begonnen, ist er schon vorbei: Frühzeitiger Samenerguss

Unter den verschiedenen Sexualstörungen, von denen Männer besonders stark betroffen sind, liegt die vorzeitige Ejakulation an vorderster Stelle. Dieses Problem macht 28 bis 31 Prozent, das heißt einem Drittel aller Männer in unserer westlichen Gesellschaft zu schaffen. Sogar noch deutlich höher ist die Rate, wenn es nur um ein punktuelles Auftreten dieses Problems geht. »So ziemlich jeder Kerl leidet zu Beginn einer neuen Beziehung darunter«, berichten die US-Sexpertinnen Lorelei Sharkey und Emma Taylor in ihrem Buch *The Big Bang* und identifizieren als Ursachen »Nervosität, Stress, Übererregung«. Wenn fast jeder Mann irgendwann einmal davon betroffen war, sollte man das bedrohlich klingende Wort »Sexualstörung« vielleicht besser in Anführungszeichen setzen – und »vorzeitige« Ejakulation ebenfalls. Denn: Wer definiert, ab wann es sich bei einer bestimmten Ausprägung der Sexualität um eine »Störung« handelt, und wer definiert, ab wann eine Ejakulation »vorzeitig« stattfindet? So berichtete etwa noch in den fünfziger Jahren der wegweisende *Kinsey-Report*, dass drei von vier Männern bereits zwei Minuten nach Beginn des Geschlechtsverkehrs zum Orgasmus gekommen waren. Das geht in unserem Zeitalter des immer härteren, ausgefeilteren und längeren Sex natürlich gar nicht – so manche Frau ist nach nur zwei Minuten noch nicht mal richtig mit dem Herzen dabei. Und natürlich ist es ein Problem, wenn ein Partner bereits seinen Orgasmus hat, während der andere erst langsam warm wird – aber muss man sich deshalb eine »Störung« im klinischen Sinne einreden lassen? »Eine Frau, die innerhalb von zwanzig Sekunden nach der Penetration zum Höhepunkt kommt, bezeichnet man schließlich auch nicht als vorzeitig orgastisch«, kommentiert die Sexualtherapeutin Eva Margolies.

»›Vorzeitige‹ oder ›schnelle‹ Ejakulation ist relativ zu den Erwartungen eines Partners«, erklärt hierzu der Sexualtherapeut Robert W. Birch unter www.sexualhealth.com. »Es gibt Männer, die fünf Minuten lang zustoßen können, bevor sie sich ergießen, und sich dann beklagen, weil sie gehofft hatten, weitere 25 Minuten durchzuhalten. Es gibt Männer, die es zwanzig Minuten lang schaffen, aber ihre Partnerinnen beklagen sich, dass sie nicht auf sie gewartet haben – oder schlimmer noch, sie ziehen Vergleiche zu ihrem letzten Lover, der einen Rekord für Marathonrammeln aufgestellt hat.« Sie sollten sich also nicht allzu bereitwillig als Problemfall etikettieren lassen. Manchmal liegt das eigentliche Problem in übersteigerten Erwartungen. Nicht zuletzt gelangen viele Frauen durch Stöße mit dem Penis allein ohnehin nicht zum Orgasmus – selbst wenn Sie hier stundenlang durchhalten würden, könnte man Ihnen eine »vorzeitige Ejakulation« ankreiden.

Das alles sind aber nur grundsätzliche Bemerkungen, weil es inzwischen immer wichtiger geworden ist, dass auch Männer mehr Selbstbewusstsein im Bett gewinnen, ohne sich ein Leistungsdenken aufzwingen zu lassen (etwa nach dem Motto »Durchhalten, Alter, durchhalten!«). Gehen wir also für den Rest des Kapitels einmal davon aus, dass hier wirklich ein Problem vorliegt: Kurz nachdem Sie gestartet sind, ist für Sie schon Schluss, und Sie möchten diese Dauer wirklich gerne verlängern. Was kann man da tun? Etwas beunruhigend ist, dass die beiden Lösungsversuche, die am wenigsten bringen, am bekanntesten sind. So haben bereits etliche Männer bei ihrer Bemühung, ihre steigende Lust im Zaum zu halten, kurz vor dem Orgasmus krampfhaft an völlig unerotische Dinge zu denken versucht. Und viele andere haben probiert, mit betäubenden Cremes und dickeren Kondomen die Empfindlichkeit ihres Penis zu senken. Beides ist ein bisschen irre: Mit einer Frau ins Bett zu gehen, um die dabei entstehende Lust während des Geschlechtsverkehrs wieder zu zerstören, hat mit einer gesunden Sexualität nichts mehr zu tun.

Glücklicherweise haben Sexualforscher inzwischen eine ganze Liste von Lösungsmöglichkeiten erarbeitet, die besser funktionieren. Einige Vorschläge, die Sie ausprobieren können, wenn Sie von diesem Problem betroffen sind:

- Haben Sie nach einer ersten Ejakulation (ob durch Sex mit Ihrer Partnerin oder durch Selbstbefriedigung) noch einmal Sex. Beim zweiten Mal hintereinander dauert es naturgemäß länger bis zum Höhepunkt.

- Lernen Sie, sich beim Sex mehr zu entspannen, damit Ihr Körper insgesamt von einem hektischen in ein gemächliches Tempo wechselt. Das können Sie beispielsweise erreichen, indem Sie sich für den Sex mehr Zeit nehmen, davor eine Massage einbauen, beim Sex tiefer durchatmen oder dabei auf dem Rücken liegen, während Ihre Partnerin Sie reitet. Je mehr Sie eine passive, genießende Rolle einnehmen, desto länger dauert es bis zum Höhepunkt. Hilfreich kann es auch sein, wenn Sie beim Sex langsame Musik spielen lassen und versuchen, sich dem Tempo anzupassen. Noch besser ist es oft, wenn es Ihnen gelingt, Ihren Kopf von Alltagsstress und -hektik zu befreien.

- Lernen Sie schon bei der Selbstbefriedigung, Ihren Orgasmus besser zu kontrollieren und auf einer hohen Stufe der Lust immer wieder hinauszuschieben, indem Sie einfach innehalten oder das Tempo deutlich senken, sobald Sie spüren, dass Sie Ihrem Höhepunkt näher kommen. Später kann das Ihre Partnerin übernehmen: Sie befriedigt Sie dabei mit der Hand, und sobald Sie merken, dass Sie kurz davor sind zu kommen, teilen Sie ihr das mit. Sie lässt dann Ihren Penis in Ruhe und geht zu sanfteren Liebkosungen über oder gewährt Ihnen eine kurze Auszeit. Für viele Paare stellen solche Spielchen ohnehin ein Teil ihres sexuellen Repertoires dar, da sie ausgesprochen lustvoll sind.

- Vielen Männern gelingt es, den Orgasmus zu bremsen, indem sie oder ihre Partnerin kurz vor der Ejakulation den Penis zwischen den Daumen auf der einen sowie Zeige- und Mittelfinger auf der anderen Seite nehmen und einige Sekunden lang fest zusammendrücken. Die günstigste Stelle dafür ist die Kranzfurche der Eichel. Auch ein kurzes, aber entschiedenes Ziehen am Hodensack kurz vor dem Höhepunkt kann einen wirkungsvollen Orgasmusblocker darstellen.

- Verwöhnen Sie Ihre Süße zunächst mit Oralsex oder einem ausgiebigen Vorspiel. Gehen Sie erst dann in den eigentlichen Geschlechtsverkehr über, wenn sie bereits sehr erregt und selbst schon dem Orgasmus nahe ist.

- Manche Sexualtherapeuten empfehlen Männern, die früh kommen, den Penis, auch wenn er schlaff ist, in die Vagina zurückzuschieben. Dadurch hat er mehr Gelegenheit, sich an dieses Gefühl zu gewöhnen, und reagiert nicht sofort mit einer Ejakulation.

Mit diesen Techniken können Sie auf eigene Faust versuchen, die Dauer bis zu Ihrem Höhepunkt zu verlängern. Wenn sie alle keinen Erfolg bringen, können Sie immer noch Ihren Arzt um Rat fragen. Seit einiger Zeit werden auch Medikamente dazu eingesetzt, die sexuelle Erregung ein wenig zu dämpfen. Allerdings wirken sie nur kurzfristig und lösen das zugrundeliegende Problem nicht, weshalb ich sie Ihnen nur für den Übergang empfehlen würde – bis Sie gelernt haben, sich mehr zu entspannen oder bis Sie gemeinsam mit Ihrer Partnerin zu einer stressfreieren Form von Sex gefunden haben. Die Sexualtherapeuten Michael Metz und Barry McCarthy erklären in ihrem Fachbuch *Coping With Premature Ejaculation*, wie wichtig es hierbei ist, eine Partnerin an seiner Seite zu haben, bei der Sie sich wohl fühlen und in der Sie eine hilfreiche Verbündete bei der Bekämpfung dieses Problems besitzen: »Sie müssen sich dieser Frau als einem ›sexuellen Freund‹ annähern. Offenbaren Sie Ihr Problem, ohne sich dafür zu entschuldigen. Sagen Sie ihr, dass Ihnen ihre sexuellen Gefühle und Bedürfnisse wichtig sind und dass Sie gerne ihre partnerschaftliche Zusammenarbeit dabei hätten, Ihre Ejakulationskontrolle zu verbessern und eine befriedigende sexuelle Beziehung aufzubauen.«

Leider reagieren viele Frauen bei Männern, die früh ejakulieren, nicht besonders hilfreich, sondern mit offenem Ärger und Verachtung. Häufig machen sie ihren Partnern noch zusätzlich Vorwürfe, sie seien »egoistisch« oder »unbeherrscht«. Das verschlimmert das Problem häufig nur. Entsprechend viele Männer, berichtet Eva Margolies in ihrem Buch *Der Mann und seine sexuellen Probleme*, stellen in einer Therapie vor allem die Bedürfnisse ihrer Partnerin in den Vordergrund: »Ich möchte meine Kontrollfähigkeit verbessern, damit meine Frau nicht so frustriert und wütend auf mich ist.« Kaum einem ging es um eine Steigerung seiner eigenen sexuellen Lust. Diese Falle gilt es zu vermeiden: Auch Ihre Lust ist wichtig! Möglicherweise ist es nötig, mit Ihrer Partnerin gemeinsam einen Sexualtherapeuten aufzusuchen. Es kann aber auch sein, dass Sie sich vielleicht besser nach einer anderen Frau umsehen sollten, bei der Sie nicht ständig Angst haben müssen, dass sie Sie zugunsten eines scheinbar potenteren Kerls verlässt.

44 Wenn sich der Penis hängen lässt: Erektionsstörungen

Manchmal hat man schon den Eindruck, der Penis würde sein Eigenleben führen. Während sich eine Erektion mitunter ausgerechnet dann zeigt, wenn sie einem eher peinlich und definitiv nicht erwünscht ist, bleibt sie aus, wenn sie gerade ausgesprochen hilfreich wäre. Dieses »Eigenleben« hat schlicht damit zu tun, dass der Penis nur begrenzt vom Willen seines Trägers gesteuert werden kann, sondern seine Reaktionen stark von unbewussten, körperlichen und anderen Faktoren abhängen.

Bei manchen Erektionsstörungen kann man sich schnell denken, welche Ursache dahintersteckt. Entsprechend zielstrebig lässt sich ihre Behebung angehen. Einige Beispiele:

- Stress: Hier gilt dasselbe, was ich im vorigen Kapitel über frühzeitige Ejakulationen geschrieben habe. Entstressen Sie Ihren Alltag oder nehmen Sie sich zumindest mehr Zeit für Sex. Entspannungsübungen können helfen. Oft genügt es auch, vor dem Sex etwas Abstand zum Alltag zu gewinnen. Lassen Sie den Fernseher, das Radio und Ihr Handy aus und widmen Sie sich allein Ihrer Partnerin.

- Fehlendes Vorspiel: Manchmal müssen auch Männer erst ein wenig angeheizt werden, bevor sich in ihnen starke sexuelle Erregung aufbaut. Das gilt insbesondere für ältere Semester.

- Sie sind angetrunken oder vollgefressen: Verschieben Sie den Sex auf eine andere Gelegenheit oder begnügen Sie sich mit Aktionen, für die Sie keine Erektion brauchen – beispielsweise indem Sie lediglich Ihre Partnerin verwöhnen. Sie kann sich ja bei passender Gelegenheit revanchieren. Noch cleverer wäre es, sich nicht dermaßen die Kante zu geben, wenn man in den Stunden danach Sex genießen möchte.

- Sie sind bewusst oder unbewusst über Ihre Partnerin verärgert – oder Sie haben ein schlechtes Gewissen: Oft ist der Penis eine Antenne der Seele, und er kann nicht einfach so reagieren, als ob alles in Ordnung wäre. Dann sollten Sie mit Ihrer Partnerin vielleicht offen darüber sprechen. Auch wenn das die fehlende Erektion nicht automatisch wiederherstellen wird, wissen Sie dadurch doch beide, woran Sie sind, und haben die Gelegenheit genutzt, Ihren Konflikt zu klären. Manche Männer sind auch einfach zu sensibel für eine schwierige oder emotional anspruchsvolle Partnerin. Wenn es hier zu Dauerkonflikten kommt, sollten Sie erwägen, jemanden zu finden, der besser zu Ihnen passt.

- Sie rauchen zu viel: Erektionsstörungen können einer von etlichen Gründen sein, die Finger von Zigaretten zu lassen. Wenigstens sind sie eine sanftere Warnung als Lungenkrebs.

- Sie nehmen Medikamente ein, die Ihre Lust dämpfen: Fragen Sie Ihren Arzt, ob Sie die Dosis verringern, das Medikament zu einem anderen Zeitpunkt einnehmen oder zu einem anderen Präparat wechseln können.

- Sie haben es die letzten Tage allzu wild getrieben: Möglicherweise ist Ihr Penis dadurch weniger empfindlich geworden und reagiert nur noch träge auf Berührungen und andere erotische Reize. Gönnen Sie ihm ein bisschen Ruhe.

Eine Möglichkeit, Erektionsstörungen vorzubeugen, besteht schlicht in regelmäßigem Sex. Dies ergab eine finnische Langzeitstudie, deren Teilnehmer zu Beginn der Untersuchung noch keinerlei solche Probleme aufwiesen. Diejenigen von ihnen, die einmal pro Woche Sex hatten, entwickelten nur halb so häufig im Laufe der Zeit Erektionsstörungen wie Männer, die es weniger häufig trieben. Und Männer, die sich mindestens dreimal die Woche sexuellen Aktivitäten hingaben, hatten nur ein Viertel so hohes Risiko, von ihrem Penis öfter mal hängen gelassen zu werden.

Der Penis mag über keine Muskeln verfügen, die man so wie seinen Bizeps trainieren kann, aber trotzdem führt regelmäßiges Training im Bett ebenso zu größerer oder zumindest gleichbleibender Potenz wie regelmäßiges Training im Fitnessstudio zu mehr Stärke und Robustheit führt. Wesentlich scheint zu sein, dass der Penis gut durchblutet und damit auch ordentlich mit Sauerstoff versorgt wird.

Was ist aber nun, wenn Ihnen plötzlich Erektionsstörungen zu schaffen machen, ohne dass sich eine bestimmte Ursache findet? Folgende Techniken könnten Ihnen dabei helfen, mit diesem Problem umzugehen, solange es nur kurzzeitig auftritt:

- Machen Sie aus diesem Problem keine Katastrophe. Sicher: Erektionsstörungen können einen Mann seelisch aus dem Gleichgewicht bringen, weil damit immer schnell die Angst verbunden ist, seine Partnerin nicht mehr befriedigen zu können, woraufhin sich diese einen potenteren Kerl fürs Bett holen könnte. »If you can't please me, I know someone who can«, trällerte 2009 die R&B-Sängerin Melanie Fiona in ihrem Hit »Give it to me right« – eine klare Botschaft an die Männerwelt. Da Frauen dieses Problem selbst nicht haben und eine mangelnde Erektion darüber hinaus oft als verletzende Ablehnung interpretieren, fehlt ihnen häufig das notwendige Verständnis. Panikgefühle verschlimmern das Problem aber nur noch, statt zu einer Lösung beizutragen.

- Solche Angstgefühle können Sie erfolgreicher zurückdrängen, wenn Sie Ihrer Partnerin auch ohne Erektion Lust bereiten – etwa durch Massage, Oralsex, Fingerspiele oder die Zuhilfenahme von Sex-Toys. Je souveräner Sie darin sind, auf andere Techniken auszuweichen, desto eher kehrt auch Ihre Erektion wieder zurück.

- Wenn Ihre Erektion normalerweise zuversichtlich auftritt, nachdem Sie zuvor zu einer bestimmten Sorte Pornographie onaniert haben, dann bringen Sie sich erst mit solchen Erotika in Stimmung, bevor Sie sich an Ihre Partnerin machen.
- Wenn Sie zuverlässig eine Morgenlatte haben, überzeugen Sie Ihre Partnerin von den Freuden des Sex am Tagesbeginn.

Das alles sind kurzfristige Hilfen. Wie aber sollten Sie sich verhalten, wenn aus Ihrer Erektionsstörung ein Dauerzustand wird? Versuchen Sie zunächst einmal herauszufinden, ob die Ursache für Ihr Problem eher seelischer oder eher körperlicher Natur sein dürfte. Wenn Sie beispielsweise morgens und nachts im Schlaf weiterhin Erektionen haben, ist eine körperliche Ursache weit weniger wahrscheinlich.

Um körperliche Ursachen abzuklären, die sehr vielfältiger Natur sein können, empfehle ich Ihnen ein Gespräch mit Ihrem Hausarzt oder einem Urologen. Überwinden Sie Ihre Schamgefühle, denn es lohnt sich: Körperlich bedingte Erektionsstörungen sind fast immer gut behandelbar. Ein Arzt kann Sie auch dabei beraten, ob die Einnahme von Viagra sinnvoll wäre oder ob ein anderes Präparat, das ähnlich wirkt (etwa Cialis), nicht besser zu Ihren speziellen Bedürfnissen passt. Solche Medikamente sind jedoch allesamt rezeptpflichtig (das Zeug, das über das Internet vertickt wird, ist häufig wirkungslos), und in der Frage wann sowie in welcher Dosis Sie es am besten einnehmen, kann Sie Ihr Arzt kompetent beraten. Für ganz harte Fälle – oder besser gesagt: ganz schlaffe Fälle – gibt es mittlerweile sogar radikale Lösungen wie das Einspritzen von Hormonen und das Einsetzen von Penisprothesen aus Silikon oder Plastik.

Ein Fachmann ist auch dann die beste Wahl, wenn es sich offenbar um psychologische Ursachen handelt, die Sie aber nicht mit einfachen Hausmittelchen wie »mehr entspannen« und »mal drüber reden« in den Griff bekommen. In schwierigeren Fällen kann es auch hier sinnvoll sein, einen Therapeuten hinzuzuziehen. »In den 19 Jahren, in denen ich Erektionsstörungen behandele«, erklärt der US-amerikanische Sexualtherapeut Dr. Marty Klein in einem Artikel unter www.sexed.org, »habe ich sehr wenige (körperliche) Erektionsprobleme gesehen. Ich habe Beziehungsprobleme gesehen, religiöse Probleme, Schuld-, Scham-, Wut- und Nervositätsprobleme, Trauma-, Gewalt- und Alkoholprobleme. Diese werden oft von einer fehlenden Erektion begleitet.«

Alles in allem gehen Sexualmediziner inzwischen immer mehr dazu über, Erektionsprobleme auf beiden Ebenen – der körperlichen und der seelischen – zugleich anzugehen. Sich bei der Behandlung nur auf eines dieser beiden Beine zu stellen, wird nicht mehr als ausreichend betrachtet.

45 Zweimal hintereinander und öfter – der Traum vom mehrfachen Orgasmus

Normalerweise bereitet Ihnen Ihre Erektion keine Probleme, wenn Sie mit einer Frau ins Bett gehen – nur wenn Sie zum zweiten Mal hintereinander eine Nummer schieben möchte, lässt Sie Ihr Penis plötzlich im Stich? Das bezeichnen allerdings auch Leute, die sonst gerne zum Alarmismus neigen, kaum als Erektionsstörung – sondern schlicht und einfach als »normal«. Schön und gut, aber muss man sich damit so einfach zufriedengeben? Erst recht, wenn man sich daran erinnert, dass es, als man noch ein paar Jahre jünger war, überhaupt kein Problem darstellte, schon ein paar Minuten nach dem letzten Orgasmus seine Liebste wieder mit einer hammerharten, form-schönen Gliedversteifung beglücken zu können.

Der Fachausdruck für diese kleine Zwangspause lautet »Re-fraktärphase«. Wie lange sie dauert, hängt vor allem vom Alter des betreffenden Mannes ab. Bei einem Zwanzigjährigen sind es oft tatsächlich nur wenige Minuten, bei einem Vierzigjähri-gen vielleicht eine Stunde und bei einem Sechzigjährigen ein ganzer Tag. Ursache für diesen Zeitraum mangelnder Lust ist offenbar das Hormon Prolaktin, das nach dem Orgasmus aus-geschüttet wird und das Gefühl der sexuellen Sättigung er-zeugt – ähnlich wie der Körper dem Gehirn auch nach einem reichlichen Essen mitteilt, dass es jetzt erst einmal genug ist. Das Medikament Viagra ist in der Lage, die Dauer dieser Aus-zeit bei gesunden 30-jährigen Männern von im Schnitt 10,8 Mi-nuten auf durchschnittlich 2,8 Minuten zu senken. Derzeit untersuchen Wissenschaftler, ob andere Präparate, etwa Ca-bergolin, den Prolaktinspiegel nicht dauerhaft senken und so die Refraktärphase ausschalten können. Man sollte allerdings daran denken, dass der Penis zwischendurch auch eine kleine Ruhepause braucht, damit er wieder mit sauerstoffreichem Blut versorgt werden kann. Andernfalls sterben Zellen und Muskeln ab. Mutter Natur hat sich also möglicherweise etwas dabei gedacht, als sie in uns Männer die Refraktärphase einge-baut hat.

Aber liest man nicht hin und wieder von Männern, die so wie viele Frauen zu multiplen Orgasmen in der Lage sind? Das stimmt: Manche chinesischen Texte sowie das altindische *Ka-masutra* erwähnten solche Kerle schon vor mehreren Tausend Jahren – und damals gab es bestimmt noch keine pharmazeuti-schen Hilfsmittel. Auch diese Männer werden von Sexualwis-senschaftlern erforscht. Dabei stoßen die Forscher auf wahre Wunder der Natur: etwa Männer, die 16 Orgasmen in einer Stunde oder sechs Orgasmen in 36 Minuten hinlegen können, ohne sich allzu sehr zu verausgaben. Einen Mann, der innerhalb weniger Minuten nachweislich drei Orgasmen schaffte, nahmen Mediziner der Uniklinik Essen genauer unter die Lupe. Dabei stellten sie fest, dass sich sein Prolaktinspiegel nicht veränderte, während er diesen Spaß hatte. Seine Refraktärphase habe er, so berichtete der Proband, durch schlichtes Training überwunden. Als er 18 Jahre alt gewesen sei, habe es ihn immer wieder gestört, so früh zum Orgasmus zu kommen, so dass er trotz des Sättigungsgefühls nach dem Höhepunkt einfach weitergemacht habe. Offenbar hat sich sein Gehirn beziehungsweise sein hormonelles System daran angepasst.

Wenn Sie also noch sehr jung sind, können Sie vielleicht einfach ausprobieren, ob Sie dasselbe auch hinbekommen. Aber was machen Sie in höherem Alter? Männern, die multiorgasmisch werden wollen, wird immer wieder empfohlen, den PC-Muskel (voller Name: Pubococcygeus-Muskel) zu trainieren. Dieser Muskel befindet sich in Ihrem Beckenboden, und Sie benutzen ihn normalerweise, um Ihren Urin zurückzuhalten. Wenn Sie das beim nächsten Toilettenbesuch einfach einmal ausprobieren, werden Sie schnell merken, um welchen Muskel genau es sich handelt. Um diesen Muskel zu trainieren, spannt man ihn mehrmals am Tag einige Male hintereinander für ein paar Sekunden an und lässt danach wieder locker. Machen Sie das beispielsweise anfangs in zehn Einheiten pro Tag jeweils zehnmal hintereinander, später zwanzig, dreißig oder vierzig Mal. Damit, so heißt es, stärken und beherrschen Sie diesen Muskel schließlich so sehr, dass Sie auch Ihre Ejakulation zurückhalten können, sich Ihr Orgasmus nur im Kopf abspielt und Sie schnell wieder bereit sind für eine neue Runde.

Offen gesagt weiß ich nicht, ob diese Technik tatsächlich funktioniert. Mein eigenes Training in diesem Bereich habe ich ziemlich bald wieder schleifen lassen, weil ich zu viele andere Dinge im Kopf hatte. Vielleicht probieren Sie es einfach mal aus. Mehrfache Orgasmen bei Männern zu ergründen ist noch immer ziemliches Neuland in der Sexualforschung – Sie können hier also echte Pionierarbeit leisten.

Jenseits solcher Spezialtechniken muss man sich als Mann offenbar einfach damit abfinden, dass man zumindest in der »absoluten Refraktärphase« nicht einmal für die ausgefallensten sinnlichen Reize empfänglich ist. In der darauf folgenden »relativen Refraktärphase« jedoch können sehr neue oder besonders raffinierte erotische Verlockungen den schlappen Kerl wieder aufrichten. Die Sex-Expertin Anne West etwa befindet, dass Ihr Gehirn in diesem Zustand einen neuen Impuls brauche, um wieder neugierig zu werden. Da Sie vermutlich nicht so leicht die Partnerin wechseln können, empfiehlt es sich, eine andere Stellung, einen anderen Ort oder eine andere Phantasie auszuprobieren. Mit der Abwechslung stellt sich häufig neue Erregung ein.

Darüber hinaus können Sie auch der Schwellkörpermuskulatur Ihres Penis, die sich während Ihrer Ejakulation zusammengezogen hat, beim Entspannen helfen. Legen Sie dazu etwa einen warmen Waschlappen auf Ihren Penis, machen Sie ein paar Kniebeugen oder massieren Sie die Stelle zwischen Ihrem Hodensack und Ihrem Hintern. Damit sorgen Sie für bessere Durchblutung und dafür, dass die Organe Ihres Unterleibs schneller wieder einsatzbereit sind.

46 Es zieht sich ewig: Später Orgasmus

Sieben bis neun Prozent aller Männer haben immer wieder damit zu kämpfen: mit einem Orgasmus, der so spät erfolgt, dass die Betroffenen es meist irgendwann vorher genervt aufgeben. Als Einzelfall haben dies aber deutlich mehr Männer erlebt –

und sie greifen dann zu einer Praktik, die man sonst nur von Frauen kennt. Immerhin jeder zweite Mann – das fand die Hamburger Sexualtherapeutin Angelina Borgaes für ihre Doktorarbeit heraus – hatte seiner Liebsten schon mal einen Orgasmus vorgetäuscht, weil er anstrengende Diskussionen vermeiden wollte. Mancher wird sich fragen: Ist der ausbleibende männliche Orgasmus durch den fehlenden Samenerguss nicht wesentlich leichter aufzudecken? Nicht unbedingt. Die von Angelina Borgaes befragten Männer berichteten, wenn eine Frau selbst feucht genug sei, bemerke sie das fehlende Sperma überhaupt nicht. Hin und wieder war auch ein Kondom, das man zügig entsorgte, bei dieser Nummer hilfreich.

Wie kommt es aber überhaupt dazu, dass sich ein sexueller Höhepunkt partout nicht einstellen will? Die amerikanische Sexualtherapeutin Barbara Keessling nennt eine Reihe von denkbaren Ursachen:

- Der betreffende Mann könnte eine leicht traumatisierende sexuelle Erfahrung durchlebt haben – beispielsweise beim Sex von Dritten überrascht worden sein. Seitdem hat er Probleme damit, sich von seinen Gefühlen hinwegreißen zu lassen.
- Er könnte bewusst oder unbewusst Angst vor zu viel Intimität haben. Deshalb bleibt er emotional immer ein Stück weit auf Abstand bedacht.
- Er hat – wieder bewusst oder unbewusst – Angst, seine Partnerin zu schwängern.
- Er trägt eine unbewusste Wut in sich, entweder speziell auf seine Partnerin oder auf Frauen insgesamt.
- Das Hinausschieben des Orgasmus ist eine Ausprägung einer neurotischen Zwangsstörung.
- Und schließlich das Naheliegende: Der betreffende Mann findet die Frau, mit der er es gerade treibt, nicht (mehr) besonders erregend.

Viele weitere Ursachen sind denkbar. Sie rangieren von einer sexualfeindlichen Erziehung über unbewusste Schuldgefühle, sobald der betreffende Mann Glück und Lust empfindet, bis zu akut entstandenen Beeinträchtigungen wie Angsterkrankungen und Depressionen. Manche Männer verleugnen beim Sex ihre eigenen Bedürfnisse stark, weil sie sich nur darauf konzentrieren, ihre Partnerin zu befriedigen.

Auch Medikamente, die das Nervensystem dämpfen, können eine Rolle spielen. Wenn Sie beispielsweise Antidepressiva zu sich nehmen, dann kann Ihnen die Zeit bis zum Orgasmus mitunter sehr lang werden. Solche Medikamente dienen ja dazu, Ihren Gefühlshaushalt insgesamt auszugleichen, und können dabei nicht zwischen erwünschter und unerwünschter Erregung unterscheiden.

Wenn der Orgasmus nur ein- oder zweimal ausbleibt, ist das keine große Sache. Wir Menschen sind eben keine Automaten, die auf Knopfdruck zuverlässig immer dieselbe Reaktion abspulen. Aber was können Sie tun, wenn sich Ihr verzögerter Orgasmus zu einem hartnäckigen Problem entwickelt?

Mit verschiedenen Methoden können Sie versuchen, die Sache anzugehen. Beispielsweise indem Sie die Häufigkeit Ihrer Selbstbefriedigung herunterschrauben, denn je »geladener« Sie in sexueller Hinsicht sind, desto weniger lange brauchen Sie bis zum Orgasmus.

Wenn Sie beim Sex den Eindruck haben, sich nie völlig hingeben zu können, weil jederzeit zum Beispiel Ihr Kind (oder das Ihrer Partnerin) an der Tür erscheinen könnte, Ihr Handy klingeln könnte oder andere Dinge Sie unablässig ablenken, ist es kein Wunder, wenn sich der Orgasmus nicht einstellen will. Suchen Sie sich lieber eine Gelegenheit, wo Sie ganz ungestört sind. Geben Sie zum Beispiel den Nachwuchs für einen Abend an Verwandte und hängen Sie das Telefon aus. Im Extremfall können Sie sich sogar ein Hotelzimmer mieten, das ein Refugium darstellt, wo für nichts anderes Platz sein soll als für Sex.

Versuchen Sie, Dinge, die Ihnen bei der Selbstbefriedigung große Lust bereiten, in Ihren Partnersex zu integrieren. Lassen Sie sich also beispielsweise in Ihre Lieblingsphantasien fallen oder schlagen Sie Ihrer Partnerin vor, bestimmte Lieblingsphantasien mit Ihnen auszuprobieren. Vielleicht hilft es auch, wenn Sie die lustvollen Laute eines Pornos im Hintergrund zur Anregung laufen lassen. Experimentieren Sie ein bisschen. Wenn Sie auf diese Weise öfter problemlos zum Orgasmus gelangt sind, können Sie diese zusätzlichen Elemente nach und nach wieder zurücknehmen.

Geben Sie sich für jede Nummer einen bestimmten Zeitrahmen von beispielsweise einer Viertelstunde. Wenn Sie bis dahin nicht gekommen sind, quälen Sie sich nur noch herum und verlieren erst recht die Lust am Sex. Brechen Sie dann lieber ab und verwöhnen Sie Ihre Partnerin und sich auf andere Weise. Lassen Sie bewusst alle Zügel schießen. Haben Sie keine Angst vor Übertreibungen. Atmen Sie heftiger, bewegen Sie sich mehr, keuchen, stöhnen und schreien Sie. Steigern Sie sich richtig hinein. Sehr oft beeinflussen körperlich ausgeübte Handlungen auch die Gefühlsebene stark, so dass Sie bald wirklich die Ekstase spüren, die Sie eben noch zum Großteil simuliert haben. Davon abgesehen baut diese Übung auch Hemmungen und Komplexe effektiv ab.

Das alles sind Kurz-Interventionen, mit denen Sie auf eigene Faust versuchen können, Ihren flüchtigen Orgasmus zu erhaschen. Allerdings dürfen Sie nicht mit einer Lösung über Nacht rechnen. Es hat Jahre gedauert, bis Ihr Orgasmusrhythmus entstanden ist; folglich wird er sich nicht von heute auf morgen komplett verändern lassen. Sie werden Geduld aufbringen müssen, um herauszufinden, was die Ursachen für Ihr Orgasmusproblem sind und wie Sie es beheben können.

47 Jetzt mal im Ernst: Ist Ihr Penis groß genug?

Mit Sicherheit hatten Sie sie auch schon in Ihrem E-Postfach: ebenso marktschreierisch wie zwielichtig wirkende Angebote, wie Sie Ihr bestes Stück um eine stolze Zahl von Zentimetern verlängern können. Und vermutlich haben Sie nicht nur eine oder zwei dieser E-Mails erhalten, sondern Dutzende. Wie wir alle. Und diese Spam-Flut hat ihren Grund: Offenbar wissen die dafür verantwortlichen Leute, dass es eine große Nachfrage nach entsprechenden Methoden gibt – oder zumindest eine große Unsicherheit, ob man selbst auch wirklich genügend zu bieten hat.

Der Ursprung solcher Selbstzweifel scheint eine tiefsitzende Angst vieler Männer zu sein, eine Frau schon von Natur aus weniger gut befriedigen zu können als andere Kerle. Und manche Frauen, denen das nötige Einfühlvermögen fehlt oder die glauben, dass Männer seelisch ohnehin so gut wie unverwundbar seien, schüren diese Ängste gerne mit dem einen oder anderen süffisanten Kommentar.

Aber wie lang ist der deutsche Durchschnittspenis überhaupt? Dieser Frage ging die Beratungsstelle Pro Familia gemeinsam mit der Universitätsklinik Essen nach. Die ermittelte Länge: 14,8 Zentimeter – mit einem großen Spielraum nach oben und nach unten. Manche Organe brachten es auf fast zwanzig Zentimeter, andere blieben unter der Zehn-Zentimeter-Marke. Die durchschnittliche Penislänge in der gesamten EU hingegen wird mit 13,5 Zentimetern angegeben.

So stattliche Penisse, wie sie in vielen Pornos gezeigt werden, sind bei Männern insofern die absolute Ausnahme: Nur 15 Prozent der Männer kommen auf eine Penislänge von 18 Zentimetern, drei Prozent auf 20 Zentimeter, zwei Prozent auf 23 Zentimeter, ein Prozent auf 25 Zentimeter.

Dabei belegen mehrere wissenschaftliche Studien: Die Länge des Penis eines Mannes hat keinerlei Auswirkungen darauf, ob Frauen Sex mit ihm als befriedigend erleben und zum Orgasmus gelangen. Das überrascht nicht – schließlich sind die sensibelsten Stellen einer Frau die Schamlippen und vor allem die Klitoris. Um sie zu erreichen, muss man aber nicht in die Tiefe der Vagina vorstoßen. Wie der dänische Mediziner Lars Hessel herausfand, führt nicht ein langer, sondern vor allem ein dicker Penis bei Frauen zu besonders stark empfundener Lust. Der Grund dafür liegt in der größeren Reibeflächenhaftung, mit der er Klitoris und Vagina verwöhnen kann. Falls Ihr Penis eher rank und schlank ist, sollten Sie vielleicht einmal Sex mit einem darübergestreiften Cockring ausprobieren.

Aber machen Sie sich nicht unnötig Gedanken. Ein Mann ist in der Regel viel schneller unzufrieden mit seinem Penis als seine Partnerin. In einer groß angelegten Metastudie, die Dr. Kevan Wylie für das *British Journal of Urology* anhand von mehr als 50.000 Versuchspersonen anlegte, zeigte sich beispielsweise, dass zwar 85 Prozent aller Frauen mit der Größe des Penis ihres Partners zufrieden waren, aber nur 55 Prozent der Männer den Eindruck hatten, ihr Organ sei stattlich genug.

Selbst die Frauen, für die es hätte ruhig etwas mehr sein können, haben mit einem kürzeren Penis kein ernsthaftes Problem. So erhalten die Sexualforscher des berühmten amerikanischen Kinsey-Instituts von Männern wie Frauen Zuschriften, in denen sie um ihren Rat bei sexuellen Problemen gebeten werden. Nur sehr selten befanden sich darunter Briefe von Frauen, die wegen der Penisgröße ihrer Partner besorgt waren – und wenn doch, dann weil sie deren Penis als zu groß empfanden. Das mag beim Sex nämlich wirklich unangenehme Folgen haben: So sieht ein stolzer Penis vielleicht beeindruckend aus, kann beim Stoßen in die Vagina aber beispielsweise die Eierstöcke treffen, die ähnlich empfindlich wie die männlichen

Hoden sind, oder die Bänder dehnen, mit denen die Gebärmutter aufgehängt ist. Auch ein großer Penis und eine enge Vagina können zu Schwierigkeiten führen. Schon deshalb gibt es keinen Penis, der von sich aus die optimale Größe hat, sondern es ist immer die Frage, wie die Größe eines männlichen Penis zur Anatomie der Frau passt, die ihn in sich aufnehmen soll.

Lange Penisse haben einen weiteren klaren Nachteil: Sie sind häufig instabil und können somit nicht immer ausreichend Druck aufbauen, um tief in die Vagina einzudringen. Kürzere, breitere Penisse haben sich in verschiedenen Untersuchungen als dafür besser geeignet herausgestellt. Mit ihnen gelangt man auch am schnellsten zur Erektion.

Chirurgische Penisverlängerungen werden häufig selbst von Männern nachgefragt, deren Penis sich absolut im Normalbereich befindet. Solche Operationen können aber auch schiefgehen und Männer zu »Peniskrüppeln« machen. Typische Komplikationen sind etwa Infektionen, Narbenbildung, Empfindungsverlust und Impotenz. Das Resultat kann sogar ein kleinerer Penis als zu Beginn sein. In einer Studie zeigten sich volle 68 Prozent der Befragten unzufrieden mit Ergebnissen einer Penisverlängerung. Die angepeilte Länge wurde nicht einmal annähernd erreicht.

Insbesondere im Internet und per E-Mail werden die unterschiedlichsten Methoden angeboten, die einen Penis wachsen lassen sollen. Die meisten davon sind Rohrkrepierer im wahrsten Sinne des Wortes. Vakuumpumpen beispielsweise erzielen nur für einen sehr kurzen Zeitraum den gewünschten Effekt, können aber zu Gewebeschäden und damit letztlich zu Erektionsstörungen führen. Für Magneten, Pillen, Salben und dergleichen fehlt jeglicher wissenschaftlicher Nachweis der erhofften Wirkung.

Für große Überraschung in der Fachwelt sorgte im Jahr 2009 allerdings die Studie einer italienischen Forschergruppe unter der Leitung von Dr. Paolo Gontero, die in der Fachzeitschrift *British Journal of Urology* veröffentlicht wurde. Darin erwies sich ausgerechnet eine Methode als wirkungsvoll, die man zuvor als typischen Schwindel für Einfaltspinsel abgetan hatte: Die Dehnung des Penis mit einem sogenannten Extender, also einer Art Streckbank. Diese wurde den 21 Männern, die an dieser Studie teilnahmen, täglich fünf Stunden lang am Penis befestigt und dabei mit immer schwereren Gewichten belastet: von anfangs 600 bis schließlich 1200 Gramm. Zwar mussten fünf Teilnehmer den Versuch wegen Schmerzen und Verletzungen vorzeitig abbrechen. Insgesamt stellte sich aber ein durchschnittliches Wachstum von einem Drittel der Ausgangsgröße heraus – und zwar auf Dauer und sowohl im schlaffen wie im erigierten Zustand.

Was bedeutet das alles für Sie? Was sollten Sie konkret tun, wenn Sie glauben, bei Ihrem Penis ein wenig zu kurz gekommen zu sein? Zunächst einmal sollten Sie daran denken, dass Ihr Eindruck sehr gut auf einer optischen Täuschung beruhen kann. Beispielsweise sehen Sie die Penisse anderer Männer, ob in der Umkleidekabine oder in Pornos, grundsätzlich von der Seite oder von vorne, Ihren eigenen aber in einem ungünstigen Winkel von oben. Das kann leicht zu der Fehleinschätzung führen, Sie wären weniger gut bestückt als Ihre Geschlechtsgenossen. Die Männer in pornographischen Filmen werden ohnehin auch danach ausgesucht, wie beeindruckend ihr Zepter wirkt, so dass ein Vergleich mit ihnen zu Minderwertigkeitsgefühlen geradezu einlädt. Messen Sie lieber einmal nach: Ist Ihr Glied wirklich deutlich kürzer als der deutsche oder europäische Durchschnittspenis?

Wenn Ihre Partnerin Ihnen mitteilt, dass sie Ihren Penis beim Sex nicht als ausreichend befriedigend empfindet, dann muss das nicht zwingend etwas mit seiner Länge zu tun haben. Abgesehen von dem bereits erwähnten Cockring können Sie es auch einfach mal mit einem gerippten Kondom versuchen. Dieses stimuliert beim Geschlechtsverkehr die erogensten Stellen im Unterleib Ihrer Partnerin stärker und reicht vielleicht schon vollkommen aus, sie glücklich zu machen.

Einen ähnlichen Effekt können Sie erzielen, wenn Sie schlicht zu einer sexuellen Stellung übergehen, bei der die Vagina Ihrer Partnerin besonders eng wird. Hier bietet sich vor allem eine Position an, bei der Ihre Partnerin beim Geschlechtsverkehr ihre Beine derart gekreuzt hat, dass ihr linkes Bein auf Ihrer linken Schulter und ihr rechtes Bein auf Ihrer rechten Schulter zu liegen kommt. Auch die »Hündchenstellung« kann sehr wirkungsvoll sein. Davon abgesehen können Sie natürlich immer auch auf die Vielzahl sexueller Techniken ausweichen, bei denen der Lustgewinn für eine Frau aus anderen Dingen herrührt als daraus, wie stark ein Penis ihre Vagina ausfüllt.

Zuletzt stellt sich auch hier die Frage, ob Sie in einer Frau, der es am wichtigsten ist, wie gut Sie gebaut sind, wirklich die ideale Partnerin gefunden haben. Was würden Frauen von einem Mann halten, dem sexuelle Finesse, Einfühlungsvermögen und Warmherzigkeit einer Frau vollkommen egal sind, sondern der nur erregt wird, wenn sie Mörderbrüste vorweisen kann – und wenn das nicht von Natur aus der Fall ist, solle sie sich eben etwas einfallen lassen? Viele Frauen würden so jemanden gar nicht erst in die Nähe ihres Bettes lassen.

Aber was, wenn Sie nach all dem, was ich bisher erklärt habe, immer noch sagen »Mein Penis ist zu klein; ich hätte ihn gerne größer«? Einige Vorschläge:

- Sie können weniger fetthaltige Speisen essen und falls Sie rauchen, damit aufhören. Das führt zu breiteren Arterien, womit mehr Blut in Ihre Schwellkörper gelangt.
- Die Adern in Ihrem Unterleib werden auch breiter, wenn Sie Ihre Muskeln dort zu lockern lernen. Dafür gibt es zwischen Bioenergetik und dem sogenannten Jacobson-Training mehrere vielversprechende Methoden.

- Wie Sie wissen, schrumpft Ihr Penis, wenn er mit eiskaltem Wasser in Berührung kommt, stark zusammen, dehnt sich aber in einem heißen Bad ordentlich aus. Dieses Wissen können Sie ausnutzen, indem Sie Ihrem Unterleib vor dem Sex ausreichend Wärme zukommen lassen.

- Falls Sie Übergewicht haben, können Sie rein optisch schon einiges erreichen, indem Sie ein paar Pfund abnehmen. (Nebenbei sorgt das Training, das dafür erforderlich ist, für eine verbesserte Durchblutung.) Viele Männer haben nämlich den Eindruck, dass ihr Penis mit dem Alter schrumpft – stattdessen wird er nur immer mehr von der wachsenden Wampe verschluckt. Auch indem Sie Ihr Schamhaar trimmen, können Sie Ihr bestes Stück eindrucksvoller erscheinen lassen.

- Schließlich ist es möglich, dass sich hinter dem, was Sie für einen kleinen Penis halten, in Wahrheit eine Erektionsschwäche verbirgt: Ihr Penis kann nicht alle Möglichkeiten ausnutzen, wirklich prall und steif zu werden. Wenn das der Fall ist, kann bereits die Einnahme von Viagra genügen, damit Sie wieder vollends zufrieden sind.

48 Wie Sie sich vor sexuell übertragbaren Krankheiten schützen

Wenn es eines gibt, das einem die Freude am Sex wirklich vergällen kann, dann sind das die sogenannten »sexuell übertragbaren Krankheiten«. Früher bezeichnete man sie auch als »Geschlechtskrankheiten«, aber diese Bezeichnung war etwas unglücklich, weil sie so klang, als würden davon nur die Geschlechtsorgane befallen. Wie wir aber nicht erst seit AIDS wissen, sondern schon Jahrhunderte länger beispielsweise aufgrund Erfahrungen mit der Syphilis, können beim Geschlechtsverkehr übertragene Krankheiten den gesamten Organismus eines Menschen befallen und nicht selten zu seinem Tod führen.

Geht es darum, wie man sich vor einem solchen Schicksal schützt, lautet ein beliebtes Schlagwort »Safer Sex«. Auch dieser Begriff wurde im Lauf der Zeit konkretisiert – in den achtziger Jahren etwa sprach man noch von »Safe Sex« (»sicherer Sex«). Allerdings stellte sich immer mehr heraus, dass es etwas wie hundertprozentig »sicheren Sex« nicht wirklich gibt, sobald Sie mit einem anderen Menschen intimen Körperkontakt haben. Bei solchen Fällen besteht immer das Risiko einer Übertragung von Bakterien und Viren. Sie können dieses Risiko lediglich senken, indem Sie die Übertragung der Krankheitserreger deutlich erschweren. Hundertprozentig sicheren Sex stellt lediglich die Selbstbefriedigung dar (solange Sie dabei waghalsige Praktiken vermeiden) sowie Telefon- und Cybersex.

Viele glauben, die sicherste und einfachste Methode, sich vor sexuell übertragbaren Krankheiten zu schützen, sei schlicht Treue: Wenn ich über Jahre hinweg immer nur mit demselben Menschen ins Bett gehe und er nur mit mir und wir beide frei von Krankheitserregern sind, kann doch gar nichts passieren? Diese Logik scheint im ersten Moment Sinn zu ergeben – aber die sexualmedizinische Forschung enthüllte sie bald als naiv und oft fatal. Der Grund: Es gab etliche Männer und Frauen, die niemals fremdgingen und sicher waren, dass sich ihr Partner genauso verhielt, sich aber irrten. Auch wenn Sie mit Ihrer Partnerin in einer stabilen Beziehung leben und sie normalerweise ein absolut zuverlässiger Mensch ist, können Sie es eben nicht vollkommen ausschließen, dass sie nicht doch mal zum Beispiel auf einer alkoholgeschwängerten Betriebsfeier oder bei einer anderen Gelegenheit über die Stränge schlägt. Möglicherweise halten Sie dieses Risiko in Ihrem Fall für dermaßen gering, dass Sie deswegen nicht den Aufwand von »Safer Sex« auf sich nehmen möchten – zumal Sie Ihrer Partnerin damit ja auch immer wieder signalisieren, dass Sie ihr nicht hundertprozentig vertrauen. Das ist wie so vieles beim Sex Ihrer persönlichen Abwägung überlassen. Grundsätzlich aber gilt der Irrglaube »Mir kann nichts passieren, weil ich doch nur mit meinem festen Partner ins Bett gehe« als einer der häufigsten Wegbereiter für die Übertragung von AIDS und Co.

Sex ist immer mit einem Risiko verbunden, das Sie nur minimieren, aber nie völlig ausschließen können. Die Wege, wie Sie dieses Risiko senken können, stellen keine Geheimwissenschaft dar, sondern ergeben sich in der Regel schon aus dem gesunden Menschenverstand. Man sollte sie sich vielleicht nur noch einmal wirklich bewusst machen, angefangen mit der lapidaren Feststellung, dass Ihr Risiko umso höher ist, mit je mehr Menschen Sie in die Kiste steigen.

Es spricht nichts dagegen, wenn Sie sich bei einer Frau, mit der Sie intimen Kontakt haben möchten, freundlich danach erkundigen, wie es mit ihrer sexuellen Gesundheit aussieht und was für sie dazugehört, wenn es um »Safer Sex« geht. Zugegeben: Sie betreten damit etwas heikles Terrain, und ein solches Gespräch ist weder besonders romantisch noch erotisch. Wenn Sie es ungeschickt anstellen, kann bei der angesprochenen Frau der Gedanke entstehen, Sie hielten sie für jemanden, die wahllos durch die Betten turnt und sich dabei möglicherweise schon das eine oder andere eingefangen hat. Andererseits dürfte dieser Gedanke eher nicht aufkommen, wenn Sie dieses Gespräch höflich und respektvoll führen und sich so auch sonst gegenüber dieser Frau verhalten. Je besser Sie sich mit dem Thema »sexuell übertragbare Krankheiten« auskennen, desto nachvollziehbarer können Sie erklären, warum Ihnen ein ausreichender Schutz wichtig ist. Und je glaubwürdiger Sie dabei auftreten, desto eher kann bei der von Ihnen angesprochenen Frau der Eindruck entstehen: Das ist ein Mann, der es wirklich ernst meint, der sich Gedanken macht und in dessen Armen ich mir sicher sein kann – nicht nur davor, mir selbst eine Krankheit einzufangen, sondern auch in vielerlei anderer Hinsicht.

Zu einem glaubwürdigen Auftreten gehört hier allerdings, dass Sie auch über Ihre eigene Gesundheit Bescheid wissen, also beispielsweise Ihr eigener HIV-Test nicht etliche Jahre zurückliegt. Außerdem sollten Sie ein solches Gespräch mit klarem Kopf führen und nicht wenn Sie zum Beispiel angetrunken sind oder sich bereits im Rausch der Erregung befinden. Übrigens gilt auch beim Sex selbst: Je weniger Alkohol Sie intus haben, desto klarer ist Ihr Kopf, damit Sie sich um alles kümmern können, was zum Safer Sex gehört.

Konkret bedeutet Safer Sex in erster Linie, dass Sie und Ihre Partnerin keine Körperflüssigkeiten miteinander austauschen – also vor allem weder Sperma noch Absonderungen der Vagina. Dafür verwenden Sie am besten Kondome. Wenn Sie Ihre Partnerin mit der Zunge verwöhnen und zugleich sicher sein möchten, sich keine Krankheitserreger einzufangen, kann ein sogenanntes »Lecktuch« eine Überlegung wert sein: eine Schutzfolie, die sich Ihre Partnerin über die Genitalien legen kann. Allerdings werden dadurch einige wesentliche Freuden des Oralsex deutlich gemindert. Auch hier müssen Sie selbst entscheiden, was Ihnen wichtiger ist und wie sehr Sie Ihrer Partnerin vertrauen.

Auch bei der Verwendung von Kondomen gibt es einiges zu beachten. Vor allem sollte Ihnen der Gummi passen: Ist er zu groß, könnte er Ihnen vom Penis rutschen; ist er zu klein, könnte er in der Hitze des Gefechts zerreißen. Winzige, aber für Krankheitserreger ausreichend große Risse drohen auch beim Kontakt mit Fingernägeln oder mit anderen scharfen und spitzen Dingen – darauf sollten Sie also sowohl bei der Aufbewahrung als auch beim Umgang mit dem Kondom achten. Beim Überziehen halten Sie sich am besten an die Gebrauchsanweisung auf der Packung. Wenn Sie Angst haben, sich dabei zu unbeholfen anzustellen, können Sie das ja erst mal in Ruhe alleine üben, bis alles reibungslos klappt. Das hat auch den Vorteil, dass Sie sich an das Gefühl gewöhnen können, dass Ihr Penis umhüllt ist. Überprüfen Sie beim Sex hin und wieder, ob das Präservativ noch sitzt, und achten Sie darauf, dass Sie beim Abziehen kein Sperma an Ihre Finger bekommen, mit denen Sie danach wieder den Intimbereich Ihrer Liebsten verwöhnen. Verwenden Sie keine Kondome, deren Haltbarkeitsdatum bereits abgelaufen ist, und lagern Sie sie immer an einem Ort, der vor Hitze und direktem Sonnenlicht geschützt ist. Benutzen Sie jedes Kondom immer nur einmal. Verschiedene Untersuchungen zeigen übrigens, dass Frauen, deren Partner Kondome benutzen, eine positivere Einstellung zur Sexualität aufweisen und häufiger Sex haben. Das wäre also ein zusätzlicher Grund, den geschickten Gebrauch eines Parisers zu beherrschen.

Vor der ebenfalls sexuell übertragbaren Krankheit Hepatitis B können Sie sich darüber hinaus durch eine Impfung schützen. Das sollten Sie sich vor allem dann überlegen, wenn Sie zu einer sogenannten Risikogruppe gehören, also etwa häufig den Partner wechseln oder gerne in Regionen wie Südostasien, Schwarzafrika oder an den Amazonas verreisen.

Je mehr Sie Ihr Immunsystem durch gesunde Ernährung, ausreichenden Schlaf und Bewegung fit halten, desto weniger angreifbar sind Sie für Viren, die Krankheiten wie Herpes auslösen können.

49 Sicher ist sicher: Wie sieht effektive Verhütung aus?

Worauf Sie achten sollten, wenn Sie ein Kondom verwenden, habe ich gerade erklärt. Kondome sind deshalb besonders zu empfehlen, weil sie neben der Entstehung einer Schwangerschaft ebenso effektiv die Übertragung von Geschlechtskrankheiten hemmen. Aber jedes Verhütungsmittel hat seine besonderen Vor- wie auch Nachteile.

Wie sicher es schützt, ist natürlich eines der wesentlichen Kriterien, wenn man sich für oder gegen ein bestimmtes Verhütungsmittel entscheidet. Hierfür haben Sexualmediziner eine bestimmte Skala als Orientierungsschnur entwickelt: den sogenannten Pearl-Index. Es wird untersucht, wie viele von hundert Frauen schwanger geworden sind, nachdem sie ein Jahr lang ein und dieselbe Verhütungsmethode angewendet haben. Waren es beispielsweise acht Frauen, dann würde diese Methode einen Pearl-Index von acht erhalten. Allerdings weichen die verschiedenen Untersuchungen, wie so oft in der Wissenschaft, leicht voneinander ab. Deshalb nennen verschiedene Quellen bei demselben Verhütungsmittel unterschiedliche Zahlen, und es wird in der Regel auch kein konkreter Wert angegeben, sondern eine Bandbreite: also etwa 5 bis 10 statt 7. Ich beziehe mich bei den folgenden Zahlen auf die Angaben der anerkannten Beratungsstelle Pro Familia, die sich wiederum auf die Leitlinien der Deutschen Gesellschaft für Gynäkologie und Geburtshilfe beruft. Wenn Sie überhaupt nicht verhüten, liegt der Pearl-Index Pro Familia zufolge bei 85. Ein Kondom besitzt einen Pearl-Index von 2 bis 12.

Eine sehr ausführliche Auflistung sämtlicher Verhütungsmethoden mit all ihren Pros und Contras würde den Umfang dieses Kapitels übersteigen, deshalb hier nur gerafft die beliebtesten und sichersten Methoden.

Die Antibabypille weist einen Pearl-Index von 0,1 bis 0,9 auf – wenn sie (außer in der Regelwoche) jeden Tag zum selben Zeitpunkt eingenommen wird. Bestimmte Medikamente sowie Magen-Darm-Beschwerden können ihre Zuverlässigkeit allerdings beeinträchtigen. Die Hormone, die in der Pille enthalten sind, können zu einer Reihe von unangenehmen Nebenwirkungen führen, beispielsweise Übelkeit, Unterleibskrämpfe und Schlafstörungen. Eine »Pille für Männer« befindet sich immer noch in der Entwicklung.

Die »Pille danach« muss vom Arzt verschrieben und spätestens 72 Stunden nach dem Sex eingenommen werden – je früher, desto sicherer. Auch ihre Wirkung kann durch Medikamente beeinträchtigt werden, das Hormonsystem wird noch stärker belastet und das Risiko einer Schwangerschaft ist deutlich größer: Der Pearl-Index der »Pille danach« liegt bei 16. Besser ist es, rechtzeitig an die Verhütung zu denken.

Seit August 2003 gibt es die Pille auch als hautfarbenes Pflaster, das eine Frau jeweils zu Beginn einer neuen Woche an ihrem Körper befestigen kann. Sport, baden und duschen ist mit diesem Pflaster ohne weiteres möglich; nur jedes fünfzigste löst sich von der Haut seiner Trägerin. Dann kann man allerdings einfach ein neues aufkleben – oder auf andere Weise verhüten. Da die Wirkstoffe über die Haut aufgenommen werden, beeinflussen Magen-Darm-Störungen die Wirksamkeit nicht. Und da das Pflaster seine Hormone auch nicht auf einmal, sondern über einen längeren Zeitraum verteilt abgibt, kommen auch die unangenehmen Nebenwirkungen der Pille seltener vor. Der Pearl-Index dieser Methode liegt bei 0,72 bis 0,9.

Dieselben schwangerschaftsverhütenden Hormone wie die Pille sondert auch ein Vaginalring ab, der einmal im Monat für drei Wochen in die Vagina eingeführt wird. Ähnlich wie das Verhütungspflaster umgeht diese Methode den Magen-Darm-Trakt und weist auch deshalb weniger Nebenwirkungen auf, weil seine Hormonladung niedriger ist. Eine Frau mit einem Vaginalring kann problemlos Tampons verwenden, und der Ring sollte weder sie noch ihren Partner beim Sex stören. Sein Pearl-Index liegt bei 0,4 bis 0,65.

Von ihrem Gynäkologen kann sich eine Frau die sogenannte Spirale einsetzen lassen: ein T-förmiges Stück Plastik, das verhindern soll, dass sich eine Eizelle einnistet. Die Krankenkasse übernimmt die Kosten dafür nicht, und es kann auch hier zu möglichen Nebenwirkungen kommen bis hin zur Unfruchtbarkeit im schlimmsten Fall. Der Pearl-Index dieser Methode liegt bei 0,9 bis 3; es gibt auch eine »Spirale danach«.

In den letzten Jahren wurde als Verbesserung der Spirale die Kupferkette entwickelt, die vom Frauenarzt schmerzfrei in die Gebärmutter genäht wird. Da diese Methode so neu ist, kennen sich viele Ärzte noch nicht damit aus. Das ist schade, denn sie ist vielversprechend: Ihr Pearl-Index liegt bloß bei 0,1 bis 0,3, und mit einer einmal eingesetzten Kette braucht sich eine Frau für die nächsten fünf Jahre um ihre Verhütung keine Sorgen mehr zu machen – im Gegensatz zur Spirale, die halbjährlich kontrolliert werden sollte. Da die Kupferkette hormonfrei ist, gibt es mit ihr auch fast keine Nebenwirkungen. Lediglich Frauen, die häufiger den Sexpartner wechseln, haben ein höheres Infektionsrisiko.

Ein Pessar, auch als Diaphragma bezeichnet, ist eine elastische Gummikuppel, die eine Frau vor dem Sex mit einem spermientötenden Mittel bestreicht und sich dann vor den Muttermund schiebt. Das ist mit etwas Übung problemlos möglich; ein Pessar stört auch nicht beim Tragen. Der Pearl-Index liegt bei 1 bis 20.

Ein Verhütungsstäbchen ist ein vier Zentimeter langes und zwei Millimeter dickes Stäbchen, das kontinuierlich Hormone mit verhütender Wirkung ausschüttet. Es wird vom Frauenarzt unter der Haut des Oberarms eingesetzt – ein Eingriff der keine

Viertelstunde dauert. Dieses Stäbchen bietet verschiedene Vorteile: Es ist frei von Östrogenen, es kann jederzeit leicht entfernt werden und seine Trägerin braucht sich über mehrere Jahre nicht mehr um das Thema Verhütung zu kümmern: Laut Pro Familia liegt der Pearl-Index bei dieser Methode bei null! Zwar sind Nebenwirkungen möglich, beispielsweise eine Verschlimmerung von Menstruationsbeschwerden, Kopfschmerzen, Akne und Depressionen. Aber häufig lassen solche Symptome auch nach, sobald ein solches Stäbchen seine Wirkung tut.

Wenn Ihre Partnerin nach einer Methode sucht, die frei von Hormonen und anderen körperfremden Wirkstoffen ist, kann sie auch jeden Morgen ihre Temperatur messen und daraus ihre fruchtbaren und ihre unfruchtbaren Tage errechnen. Wie sie dabei vorgehen muss, erfährt sie beispielsweise beim Gesundheitsamt und Pro Familia. Allerdings kann die Zuverlässigkeit dieser Messung etwa durch emotionalen Stress, Fieber, Medikamente und starken Alkoholkonsum beeinträchtigt werden. Der Pearl-Index liegt hier bei 0,8 bis 3.

Die Sterilisation eines Mannes mittels einer Durchtrennung der Samenleiter (bei örtlicher Betäubung) führt zu einem Pearl-Index von 0,1 – die Sterilisation einer Frau mittels Durchtrennen der Eileiter zu einem Pearl-Index von 0,2 bis 0,3. Aber das ist nicht der einzige Grund, der dafür spricht, dass sich eher der männliche Partner sterilisieren lassen sollte: Bei Männern ist dieser Eingriff grundsätzlich wieder rückgängig zu machen, während er bei einer Frau endgültig ist. Außerdem besteht bei Frauen ein deutliches höheres Risiko, dass bei der Operation folgenschwere Komplikationen auftreten. Trotzdem lassen sich in Deutschland viermal so häufig Frauen wie Männer sterilisieren – möglicherweise ist Verhütung für viele Paare immer noch Frauensache. Und Frauen wissen eine hormonfreie Verhütungsmethode zu schätzen, die ihnen fast hundertprozentigen Schutz vor einer Schwangerschaft bietet und deren mögliche Nebenwirkungen positiv sind: Menstruationsbeschwerden können danach zurückgehen.

Wenn Sie sich selbst sterilisieren lassen möchten, sollten Sie sich zunächst einmal klar darüber werden, dass das eine Lebensentscheidung sein kann. Zwar lässt sich, wie gesagt, die Sterilisation eines Mannes oft wieder rückgängig machen – aber falls Sie damit lange warten, haben sich in Ihrem Körper inzwischen womöglich bestimmte Antikörper gebildet, die die Produktion von Spermien weiterhin unterbinden. Wenn Sie sich sicher sind, niemals Vater werden zu wollen, reicht es aus, wenn Sie sich für die Operation einen Nachmittag freinehmen. Nur selten kommt es dabei zu Komplikationen wie einer Nebenhodenentzündung, die aber alle gut behandelbar sind. Schon wenige Tage später können Sie wieder Sex genießen – zunächst allerdings sicherheitshalber mit einer zusätzlichen Verhütung, da sich noch einige Spermien in Ihrer Samenblase befinden können. Die meisten Männer, die sich für eine Sterilisation entschieden haben, bereuen es nicht. Die Krankenkasse übernimmt die Kosten für diesen Eingriff allerdings nur, wenn er gesundheitlich geboten erscheint.

Und schließlich gibt es den sogenannten Coitus interruptus, bei dem der Mann seinen Penis aus der Scheide seiner Partnerin zieht, bevor er kommt. Die Jugendzeitschrift *Bravo* hat vermutlich Generationen von Lesern vor dieser Praktik gewarnt, weil es dabei am leichtesten zu einem »Unfall« kommen kann, zum Beispiel wenn sich ein Mann auf dem Höhepunkt der Ekstase nicht ausreichend beherrscht. Etliche Ratgeber und auch wissenschaftliche Fachbücher über Sexualität gelangten zu demselben vernichtenden Urteil: Zu glauben, dass Sich-rechtzeitig-Zurückziehen als Verhütungsmethode funktionierte, war einfach dämlich – das taten höchstens notgeile Teenager, die das Thema nicht richtig durchdenken und vielleicht nicht ernst genug nehmen.

Insofern waren viele Fachleute sehr überrascht, als das Forschungsteam um Rachel Jones, einer leitenden wissenschaftlichen Mitarbeiterin am amerikanischen Guttmacher-Institut, im Jahr 2009 eine Studie vorlegte, der zufolge der verfemte Coitus interruptus in Sachen Verhütungssicherheit nur knapp hinter der Verwendung von Kondomen rangiert. Bei absolut korrektem Vorgehen zeigt das »Aufpassen« eine Fehlerquote von vier Prozent pro Jahr – gegenüber zwei Prozent bei absolut korrektem Umgang mit Kondomen. Jones zitierte auch eine Studie aus dem Jahr 1995, die zu einem ähnlichen Ergebnis gelangte. Es gebe klare Belege für den Rückgang der Fruchtbarkeitsrate infolge des »Rückziehers«, argumentieren die Wissenschaftler – dennoch sei die Wirksamkeit dieser Technik bislang nur sehr unzureichend erforscht worden. Die Forscher gelangten zu dem Schluss, dass Sexualerzieher diese Verhütungsmethode ebenso sachlich diskutieren sollten wie alle anderen: »Abgebrochenen Geschlechtsverkehr als legitime Verhütungsmethode von der Hand zu weisen ist nicht hilfreich, wenn es um die Verhinderung von Schwangerschaften geht, und blockiert eine wissenschaftliche Erforschung dieser häufig benutzten und einigermaßen effektiven Methode.«

Natürlich schallte Rachel Jones und ihren Kollegen nach diesem Tabubruch sofort harsche Kritik entgegen. Am häufigsten bekamen sie zu hören, schon die aus dem Penis oft deutlich vor dem Orgasmus austretenden Lusttropfen enthielten zahlreiche Spermien. Diese Behauptung findet man inzwischen auch auf etlichen Websites, darunter der deutschen Wikipedia (typischerweise ohne Quellenangabe als Beleg). Rachel Jones und ihre Kollegen hielten dem entgegen, dass diese weit verbreitete Annahme keiner wissenschaftlichen Überprüfung standhält. Tatsächlich konnten mehrere Studien keine existenzfähigen Spermien in dieser Flüssigkeit nachweisen.

Woran liegt es also, dass die Technik des »Aufpassens« bis heute einen dermaßen schlechten Ruf hat? Rachel Jones führt das auf männerfeindliche Vorurteile der Wegbereiterinnen der Geburtskontrolle, Margaret Sanger und Marie Stopes, zurück. Beide glaubten, dass Männer in sexueller Hinsicht wie Tiere seien, denen eine Frau nicht vertrauen könne: Sie seien entweder zu unbeherrscht oder ihrer Partnerin gegenüber zu gleichgültig, um sich rechtzeitig zurückzuziehen. Für Männer sei nichts anderes von Bedeutung als ihr eigener Orgasmus.

Problematisch ist allerdings der verbreitete Irrtum, das »Aufpassen« als Verhütungstechnik sei dermaßen hanebüchen, dass man genauso gut ganz darauf verzichten könne. Doch wenn Sie kein anderes Verhütungsmittel zur Hand haben, ist der Interruptus deutlich besser als nichts. Wie alle Methoden hat auch diese ihre Vor- und Nachteile: Sie ist frei von den Hormonen und Nebenwirkungen anderer Verhütungsmittel, und manchen Männern macht es Spaß, auf den Körper ihrer Partnerin zu kommen. Allerdings schützt der Interruptus im Gegensatz zu Kondomen nicht vor der Übertragung von Geschlechtskrankheiten, und vielen Männern macht es keinen Spaß, kurz vor dem Höhepunkt ihre Aufmerksamkeit darauf richten zu müssen, sich schnell genug von ihrer Partnerin zu lösen.

59 Midlife Crisis und danach: Welche Zukunft hat Ihr Sexualleben?

»Auch Männer kommen in die Wechseljahre«, titelte in den letzten Jahren so manche Zeitschrift, und auch ich hatte diese Überschrift für eines meiner Bücher übernommen. Das könnte allerdings ein wenig fahrlässig gewesen sein, denn es gibt gute Argumente gegen diese Annahme.

Am wesentlichsten ist hier, zwischen der körperlichen und der seelischen Ebene zu unterscheiden. Frauen kommen in einem gewissen Alter (im Durchschnitt zwischen 45 und 55 Jahren) in die Wechseljahre. Aufgrund hormoneller und anderer körperlicher Veränderungen führt das häufig zu verschiedenen Beschwerden wie beispielsweise Hitzewallungen, Schweißausbrüchen, erhöhter Reizbarkeit und anderen Stimmungsschwankungen. Analog zu dieser sogenannten Menopause wurde versucht, eine männliche »Andropause« (auch: männliche Wechseljahre, Klimakterium virile) zu konstruieren. Das will aber nicht so richtig passen, weil es bei Männern keine so drastische Hormonumstellung in einem relativ kurzen Zeitraum gibt wie bei Frauen. Stattdessen nimmt bei ihnen das Testosteron im Alter von 40 bis 80 Jahren lediglich um 0,8 Prozent pro Jahr ab. Sie werden damit umso sanftmütiger, je älter sie werden. Im Laufe der Jahrzehnte gehen auch ihre sexuelle Lust und ihre Potenz zurück. Es handelt sich allerdings nicht um einen so radikalen Umbruch wie bei Frauen in der Mitte ihres Lebens.

In diesem Zeitraum kommt es bei manchen Männern allerdings zu einem seelischen Vorgang, der mit »Midlife Crisis« bezeichnet wird. Diese Männer stellen fest, dass in ihrem stetigen beruflichen Aufstieg, an den sie sich im Lauf der Zeit gewöhnt hatten, plötzlich ein Stillstand eintritt. Der Stress bleibt bestehen, aber neue Erfolge bleiben aus. Manche müssen auch einsehen, dass sie bestimmte Ziele im Verlauf ihres Lebens nicht mehr erreichen können. Wieder andere trauern ihrer Jugend hinterher, als sie noch fitter und attraktiver waren. Dazu tritt häufig ein emotional aufwühlendes Erlebnis, das dazu führt, sich die Frage nach dem Sinn des Lebens neu zu stellen: etwa der Tod der Eltern oder die erste Herzattacke eines guten Freundes. Als Reaktion auf all diese Dinge ziehen viele Männer eine Zwischenbilanz und stellen sich bestimmte Grundsatzfragen: Was habe ich erreicht? Welche meiner Ziele sind noch realistisch? Welche neuen Ziele kann ich mir stecken? Was fange ich mit dem Rest meines Lebens an? Was ist mir wirklich wichtig? All das kann sich zu einer spirituellen Krise auswachsen, muss es aber keineswegs.

Da es in unseren Medien vielfach schick ist, sich lieber über Männer lustig zu machen, als sich in ihre Situation einzufühlen, hat diese Midlife Crisis in Film und Fernsehen – etwa mit Streifen wie *American Beauty* – zu einigen heftigen Übertreibungen und Klischees geführt. Ginge es nach solchen Darstellungen, würden Männer ab Mitte vierzig massenhaft beginnen, Frauen Anfang zwanzig nachzusteigen, panisch Fitnessstudios aufzusuchen, exotische Autos zu fahren und plötzlich dieselbe Musik zu hören wie ihre 15-jährigen Söhne. Wenn Sie selbst in diesem Alter sind, können Sie vielleicht am besten am Verhalten Ihrer eigenen Bekannten überprüfen, inwiefern solche Medienklischees der Wahrheit entsprechen. Es ist sicher richtig, dass viele Männer in diesem Alter anfangen, mehr Sport zu treiben und mehr auf ihre Gesundheit zu achten, aber das ist keine Störung, sondern eine ausgesprochen vernünftige Entscheidung.

Wenn Männer in die Jahre kommen, müssen sie im sexuellen Bereich mit einigen Veränderungen rechnen, die nicht besonders erfreulich sind: Die sexuelle Lust etwa nimmt bei 80 Prozent von ihnen ab. Das gilt auch für die Häufigkeit sexueller Gedanken und Phantasien. Solche Phantasien alleine reichen auch nicht mehr aus, um eine Erektion herbeizuführen. Stattdessen bedarf es dazu einer körperlichen Berührung – und auch diese führt nicht mehr so leicht zu einer Gliedversteifung wie zuvor. Es dauert länger bis zur Erektion, deren Winkel wird immer flacher; auch die berühmte »Morgenlatte« zeigt sich nicht mehr so oft. Ältere Männer brauchen häufig mehr Zeit bis zum Orgasmus, den sie als weniger heftig empfinden. Der Samenerguss bleibt manchmal aus. Und bis man wieder sexuell einsatzbereit ist, dauert es mit zunehmendem Alter immer länger. Das alles hat Folgen: Aus Angst, im Bett zu versagen, unternehmen viele Männer nicht einmal mehr einen Versuch.

Dummerweise verläuft die Lustkurve bei älter werdenden Frauen umgekehrt. Schon 1978 konnte man hierzulande im sogenannten Ralf-Report nachlesen, dass der Wunsch nach mehr Sex bei Männern von 78 Prozent der 20-Jährigen auf 38 Prozent der 60-Jährigen zurückgeht. Bei Frauen jedoch nimmt dieser Wunsch von 23 Prozent der 20-Jährigen auf 60 Prozent der 60-Jährigen zu. Männer und Frauen sind also in unterschiedliche Richtungen unterwegs, was häufig zu Konflikten in der Partnerschaft führt – vor allem wenn die Partnerin glaubt, eine andere Frau stecke hinter der nachlassenden Libido ihres Mannes. Aber auch wenn Konflikte ausbleiben, kann die erotische Dürre belastend werden. Das gilt doppelt, wenn eine Frau sich im Lauf der letzten Jahrzehnte daran gewöhnt hat, dass ihr Partner sexuelle Annäherungen unternimmt, was ja auch seinem Rollenbild entspricht. Deshalb und weil sie vielleicht ihren Mann nicht mit »seiner Impotenz« brüskieren will, verzichtet so manche Frau immer mehr auf intime Kontakte.

Solche Szenarien stellen allerdings die schlechtesten vorstellbaren Entwicklungen dar. Die wachsende Reife, die mit zunehmendem Alter verbunden ist, kann auch zu vielen erfreulichen Veränderungen führen. So ist ein älterer Mann im Lauf der Jahrzehnte sexuell erfahrener und einfallsreicher geworden, was die verschiedenen lustbringenden Techniken und Positionen angeht. Er hat es gelernt, sich besser auf die Bedürfnisse seiner Partnerin auszurichten und für ihre erotische Zufriedenheit zu sorgen. Oft engagiert er sich in der Partnerschaft emotional mehr als früher. Er lässt mehr Nähe und Intimität zu und kann seine Zuneigung besser zeigen. Wenn ihn seine nachlassende Manneskraft zu einem längeren Vorspiel bewegt, vergrößert sich seine Chance sogar, seine Partnerin zum Orgasmus zu bringen. Und dass er bis zur Ejakulation länger braucht, bedeutet längeren Sex, und auch das kommt dem weiblichen Orgasmus entgegen.

Klingt das alles zu schön, um wahr zu sein? Mitnichten – es gibt für solche Verbesserungen des Sexuallebens im Alter handfeste Belege. So zeigte im Jahr 2002 eine Untersuchung des Sexualwissenschaftlers Gunter Schmidt an knapp 800 Männern und Frauen aus Hamburg und Leipzig, dass 60-jährige Paare im Schnitt sogar sexuell aktiver sind als 30-jährige Singles. Und eine Göttinger Studie mit immerhin 60.000 Befragten ergab: Bei 50- bis 59-Jährigen bleibt die sexuelle Spannung in der Beziehung fast doppelt so lange erhalten wie bei Menschen im Alter zwischen 20 und 29 Jahren.

Der renommierte Sexualtherapeut Bernie Zilbergeld verweist auf fundierte Studien, denen zufolge Männer zwischen sechzig und siebzig Jahren dasselbe Ausmaß an Zufriedenheit über ihr Sexualleben und ihren Partner zeigen wie jüngere Männer. Dies, so Zilbergeld, entspräche auch dem Stimmungsbild seiner eigenen Befragungen. Sex werde im Alter weniger wild, aber deshalb noch lange nicht weniger gut. Das kann auch damit zu tun haben, dass bei Frauen dieses Alters die Fortpflanzungsfähigkeit erloschen ist. Da sie jetzt endlich auch ohne Verhütungsmittel vor einer Schwangerschaft sicher sind, sind sie auf erotischer Ebene leichter ansprechbar und können den Sex mehr genießen.

Was können Sie also tun, um auch im vorgerückten Alter noch Spaß am Sex zu haben? Zunächst einmal können Sie auf der rein körperlichen Ebene den Rückgang Ihres Testosterons aufhalten. Es gibt bestimmte Faktoren, die diesen Rückgang verstärken und die Sie also besser vermeiden sollten. Dazu zählen Stress, Alkohol, Fettleibigkeit und Rauchen. Insbesondere Stress beeinträchtigt Ihren Hormonhaushalt und kann so zu Störungen wie Impotenz, vorzeitigem Altern sowie Herz- und Kreislaufbeschwerden führen. Und was den Alkohol angeht: Wenn Sie in Ihrer Jugend nächtelang tüchtig bechern, kann das zu lebenslangen Schädigungen führen, die sich erstmals in den Vierzigern bemerkbar machen.

Udo Pollmer, ein bekannter Querdenker bei vielen Gesundheitsfragen, argumentiert in einem seiner Bücher, ein Mann in mittlerem Alter solle sich am besten eine jüngere Frau suchen, wenn er fitter werden will. Diese sorge effektiver als alles andere für eine verstärkte Ausschüttung von Testosteron, was unter anderem auch weniger Fettleibigkeit zur Folge habe. Wenn Sie Single oder geschieden sind, wäre das vielleicht eine Überlegung wert. Aber Sie sollten vorsichtig sein, wenn Sie sich bereits mit einer Frau Ihres Alters in einer stabilen Familie befinden, warnt der Londoner Androloge Dr. Malcolm Carruthers. Er berichtet: »Einige der unglücklichsten Menschen, die ich in meiner Klinik gesehen habe, sind Männer, die sich auf jüngere Frauen eingelassen haben und sexuell nicht mehr gut genug funktionieren, um mit ihnen Schritt halten zu können. Die früheren Familien dieser Männer sind auseinandergebrochen, sie haben die entstandenen sozialen und finanziellen Traumata durchmachen müssen, und jetzt haben sie eine unbefriedigte junge Frau an ihrer Seite, viele Probleme und keinerlei familiäre Unterstützung.«

Wenn Sie insgesamt eine gesunde Lebensführung pflegen, führt das auch zu einer gesunden Sexualität. Dazu gehört beispielsweise, dass Sie jede Nacht zwischen sieben und neun Stunden schlafen. Wenn Sie Probleme damit haben, gibt es dafür mehrere brauchbare Ratgeber, aber am wesentlichsten sind drei einfache Tipps: Wählen Sie einen gleichbleibenden Rhythmus (also nicht mal um zehn ins Bett und mal um eins), kommen Sie eine halbe Stunde vor dem Zubettgehen innerlich zur Ruhe (also keine aufregenden Filme oder Tätigkeiten mehr), und wenn Sie nach zwanzig Minuten noch nicht eingeschlafen sind, stehen Sie wieder auf und beschäftigen Sie sich mit irgendeiner einfachen Tätigkeit. Ein wenig Bewegung, die keineswegs unbedingt in Sport ausarten muss, ist ebenfalls von Vorteil: Alles, was Herz und Kreislauf stärkt, ist auch gut für das Sexleben. Und wenn Sie deutlich übergewichtig sind (leichtes Übergewicht ist in gesundheitlicher Hinsicht in der zweiten Lebenshälfte okay), sollten Sie vielleicht ein Zielgewicht anpeilen, das Sie ohne ständig neue Diäten über lange Zeit hinweg halten können, und sich entsprechend ernähren.

Halten Sie sich auch seelisch intakt, indem Sie Ihre Freundschaften pflegen und in Ihren Alltag immer wieder Auszeiten einbauen, in denen Sie von dem Druck befreit sind, unbedingt funktionieren zu müssen. Falls Sie altersbedingt Medikamente einnehmen, die Ihre Sexualität beeinträchtigen, besprechen Sie mit Ihrem Arzt, wie Sie da am besten gegensteuern können.

Zum Abschluss dieses Buches möchte ich noch einmal Bernie Zilbergeld zitieren, eine der obersten Instanzen, wenn es um Männersexualität geht: »Fortschritt wird möglich, sobald Männer erkennen, dass Liebe machen mehr damit zu tun hat, welche Verbindung man mit seiner Partnerin eingeht, und weniger damit, welche Leistung sie bringen und wie hart sie sind.« Natürlich sollten Sie eine Partnerin finden, die das ähnlich sieht und nicht ihrerseits vor allem »Leistung« im Bett verlangt.

Der zentrale Ratschlag für alternde Männer schließlich kann nur lauten: Arbeiten Sie an Ihrer Beziehung. Diesen Sexratgeber haben Sie jetzt durch. Vielleicht beschäftigen Sie sich als nächstes mit einem Ratgeber zum Thema Kommunikation und Partnerschaft?

Quellen und weiterführende Literatur

Amen, Daniel: *Sex on the Brain*. Three Rivers Press 2007.

Bakos, Susan: *The Orgasm Bible*. Quiver 2008

Beier, Klaus u. a.: *Sexualmedizin*. Urban & Fischer 2001

Bongertz, Christiane: *Mach's noch einmal, Schatz*. Rowohlt 2003

Botting, Kate und Douglas: *Sex Appeal*. St. Martin's Press 1995

Butz, Katharina und Icheln, Detlef: *Penis pur*. Rowohlt 2000

Caine, Winston u. a.: *The Male Body: An Owner's Manual*. Rodale Press 1996

Carroll, Janell L.: *Sexuality Now: Embracing Diversity*. Thomson 2007

Coolsaet, Bo: *Der Pinsel der Liebe. Leben und Werk des Penis*. Kiepenheuer & Witsch 1999

Cox, Tracey: *Der Sex-Doktor*. Goldmann 2007

Crooks, Robert und Baur, Karla: *Our Sexuality*. Pacific Grove 1996

Danoff, Dudley Seth: *Prachtexemplare. Die Sexualität des Mannes: Fehlinformationen, Vorurteile und die Fakten*. Bastei Lübbe 1996

Dutton, Judy: *How We Do It: How the Science of Sex Can Make You a Better Lover*. Broadway 2009

Fillion, Kate: Lip Service: *The Truth About Women's Darker Side in Love, Sex and Friendship*. New York 1996

Fisher, Helen: *Warum wir lieben*. Patmos 2005

Fulbright, Yvonne: *The Hot Guide to Safer Sex*. Hunter House 2003

Godson, Suzi: *Das Buch vom Sex*. Rogner & Bernhard 2003

Hamilton, Terri: *Skin Flutes & Velvet Gloves*. St. Martin's Press 2002

Hoffmann, Arne: *Nummer Sicher. Der Erste-Hilfe-Kasten für alle sexuellen Probleme*. Marterpfahl 2007

Hoffmann, Arne: *Sind Frauen bessere Menschen?* Schwarzkopf & Schwarzkopf 2001

Hooper, Anne: *Mehr Spaß am Sex*. Dorling Kindersley 2001

Hyde, Janet und DeLamater, John: *Understanding Human Sexuality*. McGraw-Hill 2002

Joannides, Paul: *The Guide to Getting It On*. Goofy Foot Press 2009

Keesling, Barbara: *Men in Bed*. Plume 2008

Kelly, Gary: *Sexuality Today*. McGraw-Hill 2007

Kerner, Ian: *Passionista*. Harper Collins 2008

Komisaruk, Barry u. a.: *The Orgasm Answer Guide*. The Johns Hopkins University Press 2009

Lazar, Thomas: *Bodyguide Mann*. Rowohlt 2000.

Locker, Sari: *The Complete Idiot's Guide to Amazing Sex*. Alpha Books 1999

Margolis, Jonathan: *O: The Intimate Science of Orgasm*. Arrow 2005

McCarthy, Barry: *Men's Sexual Health*. Routledge 2007

Miketta, Gaby und Tebel-Nagy, Claudia: *Liebe und Sex*. Trias 2001

Milsten, Richard und Slowinski, Julian: *The Sexual Male*. Norton 1999

Morrissey, Gabrielle: *Urge. Hot Secrets for Great Sex*. Thorsons 2002

O'Neal, Janet: *The Complete Idiot's Guide to the Art of Seduction*. Alpha Books 1999

Patai, Daphne: *Heterophobia. Sexual Harrassment and the Future of Feminism*. Rowman and Littlefield 1998

Pollmer, Udo und Niehaus, Monika: *Wer gesund lebt, ist selber schuld*. Blanvalet 2010

Porst, Hartmut: *Was jedermann über Sex und Potenz wissen sollte*. Trias 1993

Purvis, Kenneth: *Das große Buch vom kleinen Mann*. Bastei Lübbe 1991

Schönmayr, Sab und Kessel, Martin: *Lexikon der Lustmittel*. Eichborn 1999

Sigusch, Volkmar: »The Neosexual Revolution«. In: *Archives of Sexual Behavior*, Vol. 27, No. 4, 1998, S. 331ff.

Spark, Richard: *Sexual Health for Men*. Perseus Publishing 2000

St. Claire, Olivia: *302 Advanced Techniques for Driving a Man Wild in Bed*. Bantam 2002

Stiehler, Matthias: *Der Männerversteher. Die neuen Leiden des starken Geschlechts*. Beck 2010

Sussman, Lisa: *The 100 Best Foreplay Tips Ever!* Carlton 2007

Taguchi, Yosh: *Private Parts. An Owner's Guide to the Male Anatomy*. McClelland & Stewart 2003

Taormino, Tristan: *Ekstase pur*. Goldmann 2002

Taylor, Emma und Sharkey, Lorelei: *The Big Bang*. Plume 2003

West, Anne: *Feeling. Das Gefühl. Liebe, Sex und Erotik ein Leben lang*. Droemer Knaur 2009

Winks, Cathy und Semans, Anne: *Good Vibrations Guide to Sex*. Cleis Press 2002

Wiseman, Jay: *Tricks to Please a Woman*. Greenery Press 2002

Weitere Quellen zu Kapitel 1
Herring, Richard: *Talking Cock*. Thunder's Mouth Press 2003; Paley,
Maggie: *Unter dem Feigenblatt. Das Buch vom Penis*. Europa 1999; Strovny,
David: »Supersize Your Penis«, vgl. http://uk.askmen.com/dating/love_
tip/28_love_tip.html.

Weitere Quellen zu Kapitel 2
Eisenegger, Christoph u. a.: »Prejudice and truth about the effect of
testosterone on human bargaining behaviour«. *Nature*, doi:10.1038/
nature08711; Lehnen-Beyel, Ilka: »Was Frauen empfindlich und Männer
schmerzfrei macht«, vgl. http://www.wissenschaft.de/wissenschaft/
news/256917.html; Rieder, Rufus: »Und was ist mit Testosteron?«, vgl.
http://www.menshealth.de/sex/penis-im-einsatz/wird-ihr-testosteron-
knapp.16295.d_mh_artikel_alle.htm; N. N.: »Sunbathing ›boosts men's sex
drive‹«. In: *Telegraph*, 1.2.2010.

Weitere Quellen zu Kapitel 3
Ackermann, Jennifer: *Sex Sleep Eat Drink Dream. A Day in the Life of Your
Body*. Mariner 2008, S. 135; Aldhous, Peter: »Antidepressants may harm
male fertility«, vgl. http://www.newscientist.com/article/
mg19926754.500-antidepressants-may-harm-male-fertility.html; Fleming,
Nic: »Sorry darling, I can't do the vacuuming. It might damage my sperm
count«. In: *Daily Mail*, 15.11.2009; Marx, Vivien: *Das Samenbuch*. Eichborn
1997, S. 71–80; N. N.: »Einfluss des Lebensstils auf die Zeugungskraft«, vgl.
http://www.babycenter.de/preconception/kuenftige_vaeter/lebenstil_
einfluss_zeugungskraft; N. N.: »Laptops gefährden die Fruchtbarkeit«, vgl.
http://www.medizinauskunft.de/artikel/diagnose/maenner/29_03_
labtops.php; N. N.: »Sitzheizung gefährdet die männliche Fruchtbarkeit«,
vgl. http://www.netdoktor.de/News/Spermien-Sitzheizung-ge-
faeh-1130013.html; Sallmen, Markku u. a.: »Reduced fertility among over-
weight and obese men«. In: *Epidemiology*, Vol. 17(5), September 2006, pp
520–523; Wilkinson, Emma: »Daily sex ›best for good sperm‹«, vgl.
http://news.bbc.co.uk/2/hi/health/8125934.stm.

Weitere Quellen zu Kapitel 4
N. N.: »How to stimulate the prostate«, vgl. http://content.libida.com/
how-to-stimulate-prostate.

Weitere Quellen zu Kapitel 5
Boothroyd, Lynda: »Facial correlates of sociosexuality«. In: *Evolution and Human Behavior*, 29 (3/2008), S. 211–218; Connolly, Chris: »7 Signs She'll Be Good in Bed«, vgl. http://www.menshealth.com/mhlists/is_she_good_in_bed/index.php; Lloyd-Elliott, Martin: *Secrets of Sexual Body Language*. Amorata Press 2006; Lowndes, Leil: *Undercover Sex Signals*. Citadel Press 2006; N. N.: »Intelligent women enjoy sex more than ›bimbos‹, research finds«, vgl. http://www.telegraph.co.uk/news/newstopics/howaboutthat/5309026/Intelligent-women-enjoy-sex-more-than-bimbos-research-finds.html.

Weitere Quellen zu Kapitel 6 und 7
Bronston, Jackie: »Secret Sex Spots«, vgl. http://www.mensfitness.com/advice/sex_tips/10; Fulbright, Yvonne: *Touch Me There!: A Hands-On Guide to Your Orgasmic Hot Spots*. Hunter House 2007; Marx, Eve: *101 Things You Didn't Know About Sex*. Adams 2009, S. 240–241; N. N.: »How To Stimulate A Nipple«, vgl. http://content.libida.com/how-to-nipple; Ivanova, Svetlana: »10 Tips for Better Breast Play«, vgl. http://sexsecrets-blog.com/10-tips-for-better-breast-play; Strovny, David: »Top 10 Female Erogenous Zones«, vgl. http://uk.askmen.com/dating/love_tip/32_love_tip.html; Sullivan, J. L.: »The Sport of Sex«, vgl. http://www.mensfitness.com/advice/sex_tips/5; Taylor, Emma und Sharkey, Lorelei: »5 Things You Should Know About the PS-Spot«, vgl. http://shine.yahoo.com/channel/sex/5-things-you-should-know-about-the-ps-spot-1001618.

Weitere Quellen zu Kapitel 10
Hodgson, Helen: *The Complete Idiot's Guide to Sensual Massage*. Alpha Books 2003; Hooper, Anne: *Erotic Massage*. Dorling Kindersley 2005; Inkeles, Gordon: *The Art of Sensual Massage*. Arcata Arts 2006; Inkeles, Gordon: *The New Sensual Massage*. Arcata Arts 2006; Inkeles, Gordon: *Sensual Massage for Couples*. Arcata Arts 2001; Salnicki, Marcus: *The Art of Sensual Massage*. Sterling 2004; Unseld-Baumanns, Christine: *Erotic Partner Massage*. Sterling 1990

Weitere Quellen zu Kapitel 11
Hertin, Katja: *G.i.B. – Gut im Bett*, Rowohlt 2004; Silverberg, Cory: »How to Give a Handjob to a Woman«, vgl. http://sexuality.about.com/od/tipstechniques/ht/give_a_handjob_.htm.

Weitere Quellen zu Kapitel 13 und 14

Blue, Violet: *The Ultimate Guide to Cunnilingus*. Cleis Press 2002; Blue, Violet: *The Ultimate Guide to Fellatio*. Cleis Press 2002; Dubberley, Emily: *The Going Down Guide. Tongue Tips and Oral Sex Techniques for Men and Women*. St. Martin's Press 2009; Gallup, Gordon: Burch, Rebecca und Platek, Steven: »Does Semane Have Antidepressant Properties?« In: *Archives of Sexual Behavior*, Nr. 31/2002, S. 289–293; Ivanova, Svetlana: »5 Reasons to Swallow Your Man's Semen«, vgl. http://sexsecretsblog.com/5-reasons-to-swallow-your-mans-semen; Kary, Tiffany: »Crying over spilled semen«. Online veröffentlicht am 1.9.2002 unter http://www.psychologytoday.com/articles/200210/crying-over-spilled-semen; Lue, Natalie: »Vixen's Guide to: Getting a Blowjob from a Girl«, vgl. http://www.baggagereclaim.co.uk/vixens-guide-to-getting-a-blow-job-from-a-girl; Persaud, Raj: »Semen acts as an anti-depressant«. Online veröffentlicht am 26.6.2002 unter http://www.newscientist.com/article/dn2457-semen-acts-as-an-antidepressant.html; Stefanson, Sarah: »Make Oral Sex Easy for Her«, vgl. http://uk.askmen.com/dating/love_tip_400/408_love_tip.html.

Weitere Quellen zu Kapitel 15

Brent, Bill: *The Ultimate Guide to Anal Sex for Men*. Cleis Press 2002; Fulbright, Yvonne: *The Hot Guide to Safer Sex*. Hunter House 2003; Morin, Jack: *Anal Pleasure and Health*. Down There Press, Neuauflage 1998; Taormino, Tristan: *The Ultimate Guide to Anal Sex for Women*. Cleis Press 1998.

Weitere Quellen zu Kapitel 16

Gilbert, Laura: »Cosmo's Most Creative Sex Positions Ever«, vgl. http://www.cosmopolitan.com/sex-love/tips-moves/best-creative-sex-positions; Masini, April; Rosenblat, Rebecca; Gardos, Sandor; Fulbright, Yvonne und Haltzman, Scott: »Assume a New Position«, vgl. http://www.womenshealthmag.com/sex-and-relationships/sex-positions; Snow, Isabella: »Male Pleasure Positions«, vgl. http://uk.askmen.com/dating/love_tip_300/388_love_tip.html; Strovny, David: »Useful Sex Positions«, vgl. http://uk.askmen.com/dating/love_tip_300/388_love_tip.html; Torneo, Erin: »Pleasure-Maxing Positions«, vgl. http://www.cosmopolitan.com/sex-love/tips-moves/pleasure-maxing-positions.

Weitere Quellen zu Kapitel 17

Burri, Andrea u. a.: »Emotional Intelligence and Its Association with Orgasmic Frequency in Women«. In: *Journal of Sexual Medicine*, Vol. Nr. 7, 2009, S. 1930–1937; Chivers, Meredith u. a.: »Agreement of self-reported and genital measures of sexual arousal in men and women: a meta-analysis«. In: *Archives of Sexual Behavior*, Vol. 39, Nr. 1/2010, S. 5–56; Kylstra, Carolyn: »12 Sex Secrets Women Wish You Knew«, vgl. http://www.menshealth.com/mhlists/top_sex_secrets/Climate_is_Crucial_for_Climax.php#ixzzohZNoom9F; Pisa, Nick: »Why wearing stilettos could boost your sex life«. In: *Daily Mail*, 4.2.2008; Pollett, Thomas und Nettle, Daniel: »Partner wealth predicts self-reported orgasm frequency in a sample of Chinese women«. In: *Evolution and Human Behavior*, Vol. 30, Nr. 2, 2009, S. 146–151; Vranich, Belisa: »No ›O‹? 10 Things That Get in the Way of Orgasm«, vgl. http://www.foxnews.com/story/0,2933,587681,00.html.

Weitere Quellen zu Kapitel 18

Degen, Rolf: *Vom Höchsten der Gefühle*. Eichborn 2004; Hooper, Anne: *Connoisseur's Sex Guide*. Dorling Kindersley 2005, S. 211; Norretranders, Tor: *Hingabe. Über den Orgasmus des Mannes*. Rowohlt 1986; Silverberg, Cory: »Building a Better Orgasm«, vgl. http://sexuality.about.com/od/orgasms/a/better_orgasms.htm; zur Nieden, Sabine: *Weibliche Ejakulation: Variationen zu einem uralten Streit der Geschlechter*. Stuttgart 1994.

Weitere Quellen zu Kapitel 19

Castleman, Michael: »Desire In Women: Does It Lead To Sex? Or Result From It?«, vgl. http://www.psychologytoday.com/blog/all-about-sex/200907/desire-in-women-does-it-lead-sex-or-result-it; Cheng, Jacqui: »Checking Twitter/Facebook: the new post-coital cigarette?«, vgl. http://arstechnica.com/web/news/2009/10/checking-twitterfacebook-the-new-post-coital-cigarette.ars.

Weitere Quellen zu Kapitel 20

Hecks, Sarah: »Fix your sex mistakes«, vgl. http://www.menshealth.co.uk/Sex-&-relationships/aphrodisiacs-sexual-fantasies-role-play/v3; N. N.: »She Hates that!«, vgl. http://www.mensfitness.com/advice/sex_tips/63; Phillips, Rod: »Fifty Mistakes Men Make When Having Sex«, vgl. http://www.eioba.com/a2849/fifty_mistakes_men_make_when_having_

sex; Taylor, Emma und Sharkey, Lorelei: *Nerve's Guide to Sex Etiquette*. Plume 2004.

Weitere Quellen zu Kapitel 21
Diril, Canbek: »Having Sex During your Period«, vgl. http://www.associatedcontent.com/article/2554137/having_sex_during_your_period.html; Holden, Lynn: *Encyclopedia of Taboos*. ABC-Clio 2000; Margot, Sandra: *The Pregnant Couple's Guide to Sex, Romance and Intimacy*. Citadel Press 2002; Morse, Judy: »Sex during Menstruation: Everything You Should Know«, vgl. http://www.associatedcontent.com/article/2104167/sex_during_menstruation_everything.html, Morse, Judy: »Should You Use Sex Toys While Menstruating?«, vgl. http://www.associatedcontent.com/article/2171771/should_you_use_sex_toys_while_menstruating.html; Paget, Lou: *Hot Mamas. The Ultimate Guide to Staying Sexy Throughout Your Pregnancy and the Months Beyond*. Gotham Books 2005; Strasser, Teresa: »Swallowing Semen Good for the Baby of Pregnant Mother«, vgl. http://www.momlogic.com/2009/06/is_oral_sex_good_for_your_fetu.php; Thody, Philip: *Don't Do It. A Dictionary of the Forbidden*. Palgrave Macmillan 1997; Weber, Lisa: »Effects of Having Sex During Pregnancy«, vgl. http://www.ehow.com/how-does_4911470_effects-having-sex-during-pregnancy.html.

Weitere Quellen zu Kapitel 22
Hoffmann, Arne: *Romantischer Sex*. Passion Publishing 2010; Zopol, Felicia: *Sex. Betriebsanleitung*. Goldmann 2010, S. 167–168.

Weitere Quellen zu Kapitel 23
Barash, Susan Shapiro: *A Passion for More: Wives Reveal the Affairs that Make or Break their Marriages*. Beverly Hills Books 2001; Davis, Michele Weiner: *The Sex-Starved Wife. What to do When He's Lost Desire*. Simon & Schuster 2008, S. 193–206; Glass, Shirley: *Not Just Friends: Protect Your Relationship from Infidelity and Heal the Trauma of Betrayal*. Free Press 2004; Rice, Maureen: »Think men are the unfaithful sex? A study shows WOMEN are the biggest cheats – they're just better at lying about it«. In: *Daily Mail*, 7.9.2009; Stritof, Sheri & Bob: »How To Cope When You've Learned Your Spouse Is Unfaithful – How to Respond«, vgl. http://marriage.about.com/cs/infidelity/ht/unfaithful.htm; www.theratalk.de.

Weitere Quellen zu Kapitel 24
Benedict, Helen: Recovery: *How to Survive Sexual Assault for Women, Men, Teenagers, and Their Friends and Family*. Columbia University Press 1994; Castleman, Michael: *Great Sex*. Rodale 2004; Lindquist, Scott: *The Date Rape Prevention Book*. Sourcebooks 2000; Michael, Robert u. a.: *Sexwende. Liebe in den 90ern – Der Report*. Droemer Knaur 1994, S. 289–295; www.sexed.org.

Weitere Quellen zu Kapitel 25
Cox, Tracy: *Hot Sex*. Goldmann 1999; Farrell, Warren: *Mythos Männermacht*. Zweitausendeins 1995; Lowndes, Leil: *How to Make Anyone Fall in Love With You*. Contemporary Books 1996; Tavris, Carol: *The Mismeasure of Woman*. Simon & Schuster, 1992; Wachs, Kate: *Relationships for Dummies*, Wiley 2002.

Weitere Quellen zu Kapitel 26
Callaway, Ewen: »Regular marijuana usage robs men of sexual highs«, vgl. http://www.newscientist.com/article/dn17671-regular-marijuana-usage-robs-men-of-sexual-highs.html; Davis, R.: »The Marlboro Man Needs Viagra«. In: *Tobacco Control*, Nr. 7/1998, S. 227–231; Fisch, Harry und Baskin, Kara: *Size Matters*. Three Rivers 2008, S. 144; Neuner, H.-P.: *SM. Die schwule Lederszene und das Phänomen SM*. Querverlag 1998; N. N.: »Alcohol improves a man's sexual performance in bed – study«, vgl. http://www.telegraph.co.uk/health/healthnews/4342954/Alcohol-improves-a-mans-sexual-performance-in-bed-study.html; N. N.: »Ecstasy ›not worse than riding‹«, vgl. http://news.bbc.co.uk/2/hi/uk/7876425.stm; N. N.: »Sex and drugs«, vgl. http://www.thesite.org/sexandrelationships/havingsex/performanceproblems/sexanddrugs; N. N.: »Ursache Rauchen«, vgl. http://www.medhost.de/impotenz/rauchen.html; Ornish, Dean: *The Spectrum. A Scientifically Proven Program to Feel Better, Live Longer, Lose Weight, and Gain Health*. Ballantine 2008, S. 29; Oreskes, Naomi und Conway, Erik: *Merchants of Doubt*. Bloomsbury 2010; Sommer, Frank: *Warum Frauen Pornos mögen und Männer einen G-Punkt haben*. Südwest Verlag 2007, S. 25.

Weitere Quellen zu Kapitel 27
Irani, Sarah: Orgasmic Organics: »20 Healthy Ways to Rev Up Your Sex Life«, vgl. http://www.alternet.org/sex/141956/orgasmic_organics%3A_20_healthy_ways_to_rev_up_your_sex_life; Nelson,

Derrick: »11 Foods to Increase Libido«, vgl. http://uk.askmen.com/
dating/love_tip_200/230_love_tip.html; Platkin, Charles Stuart: »Diet
Detective: 10 Food and Exercise Tips to a Healthier Sex Life«,
vgl. http://www.kcby.com/news/health/83453987.html; Reily, Amy:
»Dine your Way to Great Sex«, vgl. http://www.savvymiss.com/love-
advice/sex-advice/sex-sex-sex-archive/article/sensuous-bites-446/news-
browse/9.html; Upton, Julie: »7 Foods for Better Sex«, vgl.
http://www.health.com/health/gallery/0,,20307213_1,00.html.

Weitere Quellen zu Kapitel 29
Austin, Miranda: »What to Say During Phone Sex«, vgl.
http://www.savvymiss.com/no-cache/love-advice/sex-advice/sex-sex-
sex-archive/article/phone-sex-how-to-542.html; Donnelly, Erin: »How to
Have Phone Sex (Even if You're Shy)«; vgl. http://www.lemondrop.
com/2009/02/18/how-to-have-phone-sex-tips-from-a-pro/; O'Rourke,
Theresa: »How to Make a Steamy Connection«; vgl.
http://www.cosmopolitan.com/sex-love/tips-moves/steamy-connection;
Shakespeare, Luke: »10 Tips For Good Phone Sex«; vgl.
http://www.mademan.com/mm/10-tips-good-phone-sex.html.

Weitere Quellen zu Kapitel 31
Hoffmann, Arne: *Orgien für Anfänger*. Marterpfahl 2008.

Weitere Quellen zu Kapitel 32
Hoffmann, Arne: *Lustvolle Unterwerfung*. Marterpfahl 2004; Hoffmann,
Arne: *SM-Lexikon*. Passion Publishing 2010.

Weitere Quellen zu Kapitel 33
Domentat, Tamara: *Lass dich verwöhnen. Prostitution in Deutschland*. Aufbau 2003, www.don-juan.ch, www.traummaennlein.com.

Weitere Quellen zu Kapitel 34
Dubberley, Emily: *Brief Encounters. the Women's Guide to Casual Sex*.
Fusion Press 2005; McDonnell-Parry, Amelia: »5 Perfectly Good Reasons
To Sleep With Him On The First Date«, vgl. http://www.thefrisky.com/
post/246-5-perfectly-good-reasons-to-sleep-with-him-on-the-first-date/;
Taylor, Emma und Sharkey, Lorelei: »How to Have a One-Night Stand in
10 Easy Steps«, vgl. http://www.emandlo.com/2009/09/how-to-have-a-
one-night-stand.

Weitere Quellen zu Kapitel 39

Assiter, Alison und Carol, Avedon: *Bad Girls and Dirty Pictures. The Challenge to Reclaim Feminism*. London 1993; Christensen, F. M.: *Pornography. The Other Side*. New York 1990; Diamond, Milton: »Pornography, Public Acceptance and Sex Related Crime: A Review«. In: *International Journal of Law and Psychiatry*, 32/2009, S. 304–314, vgl. http://www.hawaii.edu/PCSS/biblio/articles/2005to2009/2009-pornography-acceptance-crime.html; Estrella, Sarah: »Sexy Science: ›It turns out that pornography is good for you‹ reports Psychology Today«, vgl. http://www.examiner.com/x-1916-Sex--Relationships-Examiner~y2010m1d23-Sexy-Science-It-turns-out-that-pornography-is-good-for-you-reports-Psychology-Today; Feminists for Free Expression: »The Free Speech Pamphlet Series: Pornography«, vgl. http://www.ffeusa.org/html/statements/statements_pornography.html; Hymes, Tom: Study: »Research Shows No Harm from Porn, Maybe Some Benefit«, vgl. http://business.avn.com/articles/37473.html; Kalle, Matthias: »Klug und haushaltend«; vgl. http://www.zeit.de/2009/30/Jugend-Erstes-Mal-Interview-30; McElroy, Wendy: *XXX: A Woman's Right to Pornography*. New York 1995; Mealey, Linda: *Sex Differences. Development and Evolutionary Strategies*. Academic Press 2000, S. 369; Landsburg, Steven: »How the Web Prevents Rape«, vgl. http://www.slate.com/id/2152487; Nauert, Rick: »Pornography's Effect on Men Under Study«, vgl. http://psychcentral.com/news/2009/12/02/pornographys-effect-on-men-under-study/9884.html; Pally, Marcia: *Sex & Sensibility. Reflections on Forbidden Mirrors and the Will to Censor*. Hopewell 1994; Strossen, Nadine: *Zur Verteidigung der Pornographie. Für die Freiheit des Wortes, Sex und die Rechte der Frauen*. Zürich 1997; Thompson, Bill: *Soft Core. Moral Crusades against Pornography in Britain and America*. New York 1994.

Weitere Quellen zu Kapitel 40

Amendt, Gerhard: »Das Manifest der grünen Männer – ein Schluck aus der Ideologiepulle«. In: Deutschlandradio Kultur, 25.5.2010; Anderson, Hephzibah: »My year without Sex« In: Guardian, 20.6.2009; Berkowitz, Bob und Yager-Berkowitz, Susan: *He's Just Not Up for It Anymore. Why Men Stop Having Sex and What You Can do About It*. William Morrow 2008; Davis, Michele Weiner: *The Sex-Starved Wife. What to do When He's Lost Desire*. Simon & Schuster 2008; Dillner, Luisa: *Love by Numbers*. Sourcebooks Casablanca 2009; Fiedler, Peter: »Jung, attraktiv, asexuell«. In: *Gehirn & Geist Dossier Liebe, Sex und Partnerschaft* Nr. 2/2009, S. 10–19;

Hendry, Sharon: »Why men don't want sex anymore«: In: *The Sun*,
10.2.2009; Huber, Mathias: »Killer- und andere Spiele schaden auch der
Nachwuchsproduktion«, vgl. http://www.heise.de/tp/blogs/6/135769;
Miketta, Gaby: »Lustkiller Stress«, vgl. http://www.focus.de/wissen/
wissenschaft/sex-forschung-lustkiller-stress_aid_155362.html; Molin,
Tina: »Wenn Männer zu Sex-Muffeln mutieren«. In: *Die Welt*, 6.8.2009;
N. N.: »Why Women Want More Sex than Men«, vgl.
http://www.marieclaire.co.uk/news/health/443123/why-women-want-
more-sex-than-men.html; Rhan, Ulla: *Fuck & Go*. Eichborn 2005; Rötzer,
Florian: »Ein Fünftel der jungen Männer hat kein Interesse an Sex«,
vgl. http://www.heise.de/tp/blogs/3/104695; Rötzer, Florian: »Keine
Lust mehr auf körperlichen Sex?«, vgl. http://www.heise.de/tp/r4/
artikel/18/18937/1.html; Rötzer, Florian: »Sex? Nein, danke!«, vgl.
http://www.heise.de/tp/r4/artikel/27/27876/1.html; Sigusch, Volkmar:
Neosexualitäten. Über den kulturellen Wandel von Liebe und Perversion.
Campus 2005; Thissen, Torsten: »Frauen entdecken die Lust am Ordinä-
ren«. In: *Die Welt*, 14.4.2008.

Weitere Quellen zu Kapitel 41
Callaway; Ewen: »Meet the real 40-year-old virgins«. Online veröffentlicht
am 5.6.2009 unter http://www.newscientist.com/blogs/
shortsharpscience/2009/06/who-is-the-40-year-old-virgin.html;
Donnelly, Denise: »Involuntary celibacy: A life course analysis«. In: *Jour-
nal of Sex Research*, Nr. 38/2001, S. 159–169; Gilmartin, Brian: *Shyness &
Love*, University Press of America 1987; Hoffmann, Arne: *Unberührt.
Menschen ohne Beziehungserfahrung. Wege zu erfüllter Liebe und Sexualität*.
Kreuz 2006; Küpper, Beate: *Sind Singles anders?* Hogrefe 2002; Leigh,
Jennifer: »Male virginity Myths«. Online veröffentlicht am 27.6.2009 unter
http://www.psychologytoday.com/blog/guide-teen-girls/200906/male-
virginity-myths; Margolies, Eva: *Der Mann und seine sexuellen Probleme*.
Kabel 1996, S. 107–130; Schmidt, Gunter u. a.: »Veränderungen des
Sexualverhaltens von Studentinnen und Studenten 1966 – 1981 – 1996«.
In: Schmidt, Gunter und Strauß, Bernhard: *Sexualität und Spätmoderne.
Über den kulturellen Wandel der Sexualität*. Stuttgart 1998; Wickenhöfer,
Olaf: *Unfreiwillig Single. Eine Studie zur Sozialisationsgeschichte und
kulturellen Alltagspraxis*. Tectum 2004; Zilbergeld, Bernie: *Männliche
Sexualität. Was (nicht) alle schon immer über Männer wußten ...* Tübingen
1983, S. 122–125; Zilbergeld, Bernie: *Die neue Sexualität der Männer. Was*

Sie schon immer über Männer, Sex und Lust wissen wollten. 2., korr. Auflage, Tübingen 1996, S. 360.

Weitere Quellen zu Kapitel 42
Anderson, Peter und Aymami, Ronelle: »Reports of Female Initiation of Sexual Contact: Male and Female Differences«. In: *Archives of Sexual Behavior*, Vol. 22, No. 4, 1993; Anderson, Peter und Savage, J. S.: »Social, legal and institutional context of heterosexual aggression by college women«. In: *Trauma, Violence & Abuse* 6/2005, S. 130–140; Grundmann, Jan: »Wenn Männer zum Sex gezwungen warden", vgl. http://www.news.de/ gesellschaft/855088862/wenn-maenner-zum-sex-gezwungen-werden/1/; Hensley, L. G.: »Treatment of survivors of rape: Issues and interventions«. In: *Journal of Mental Heath Counseling*, Nr. 24, 2002, S. 331–348; O'Sullivan, Lucia: »Feigning Sexual Desire: Consenting to Unwanted Sexual Activity in Heterosexual Dating Relationships«. In: *The Journal of Sex Research*, Vol. 35, Nr. 3, August 1998, S. 234–243; Schwithal, Bastian: *Weibliche Gewalt in Partnerschaften. Eine synontologische Untersuchung.* Books on Demand 2005, S. 138; Straus, Murray: »Dominance and symmetry in partner violence by male and female university students in 32 nations«. In: *Children and Youth Services Review*, Vol. 30, Nr. 3, March 2008, S. 252–275; Struckmann-Johnson, Cindy und David: »Men Pressured and Forced Into Sexual Experience«. In: *Archives of Sexual Behavior*, Vol. 23, No. 1, 1994, S. 93–111; Struckmann-Johnson, Cindy und David: »Men's Reactions to Hypothetical Forceful Sexual Advances from Women: the Role of Sexual Standards, Relationships, Availability, and the Beauty Bias«. In: *Sex Roles*, Vol. 37, No. 5/6 1997, S. 319–333.

Weitere Quellen zu Kapitel 43 bis 47
DeNoon, Daniel: Erections: »Use 'Em or Lose 'Em«, vgl. http://www.cbsnews.com/stories/2008/07/03/health/webmd/ main4230551.shtml?source=RSSattr=Health_4230551; McHendry, Oskar: »Reasons You Go Limp & What To Do About It«, vgl. http://uk.askmen. com/dating/love_tip_250/270_love_tip.html; Nuzzo, Regina: »Use it or lose it: Yes, it's true«, vgl. http://www.orlandosentinel.com/la-he-mating18-2008aug18,0,172121.story?track=rss.

Weitere Quellen zu Kapitel 49
Belluck, Pam: »Withdrawal Method Finds Ally«. In: *New York Times*, 20.7.2009, vgl. http://www.nytimes.com/2009/07/21/health/21cond.

html?_r=1; Wright, Andy: »Coitus Interruptus Erroneous: Would You Believe That Pulling Out Actually Works?«, vgl. http://www.alternet.org/sex/140794/coitus_interruptus_erroneous%3A_would_you_believe_that_pulling_out_actually_works/.

Weitere Quellen zu Kapitel 50
Cryan, Wolfgang und Halhuber, Max Joseph: *Erotik und Sexualität im Alter*, Stuttgart/Jena/New York 1992; Meryn, Siegfried, Metka, Markus und Kindel, Georg: *Der Mann 2000: Die Hormon-Revolution*. Ueberreuter 1999; Starr, Bernard und Weiner, Marcella: *Liebe im Alter. Zärtlichkeit und Sexualität in reiferen Jahren*. Vollständig bearbeitete Neuauflage. Bern/München/Wien 1996; Sydow, Kirsten von: *Die Lust auf Liebe bei älteren Menschen*. München/Basel 1994; Westheimer, Ruth: *Silver Sex*. Campus 2008; Zilbergeld, Bernie: *Better Than Ever. Time for Love and Sex*. Crown House Publishing 2005.

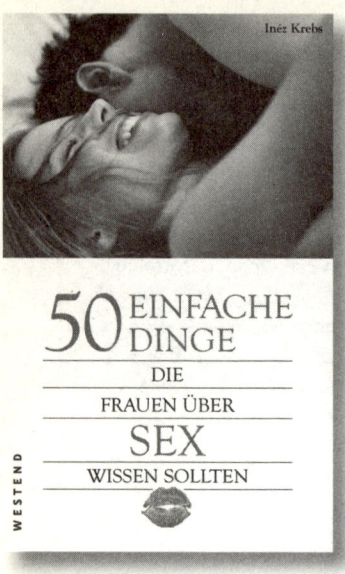

Ursula Inéz Krebs:
50 einfache Dinge
die Frauen über Sex
wissen sollten.
253 Seiten
€ 14,95
ISBN 978-3-938060-49-0

WESTEND

50 EINFACHE DINGE
DIE
FRAUEN ÜBER
SEX
WISSEN SOLLTEN

WESTEND

»Die Autorin spannt einen sinnlichen Bogen von Autoerotik bis Zungenspiel, vom ersten Mal bis zum Sex über 60 und bringt jedes Spektrum der Lust amüsant auf den (Höhe)Punkt.«
Gesünder Leben

»Amüsant und kompetent vermittelt die Liebes-Expertin das Handwerkzeug für leidenschaftlichen Sex. Nun müssen Sie eigentlich nur noch die richtigen Hebel in Gang bringen.«
Bild.de

Sex ist Genuss – wenn frau ihn zu genießen weiß: Sinnliche Berührungen statt ermüdender Stellungsakrobatik, leidenschaftliche Höhepunkte ganz ohne multiplen Orgas-Muss, lustvolle Nähe statt Leistungsdruck im Bett. Amüsant und kompetent führt Lovecoach Inéz Krebs ihre Leser und Leserinnen durch die Welt der Genusserotik.